AF366372

MÉMOIRE

POUR SERVIR D'INTRODUCTION
A UN OUVRAGE

SUR

LA RESPIRATION DES ANIMAUX,

CONTENANT

LA BIBLIOGRAPHIE;

SUIVI de quelques remarques sur les milieux des Vers intestins, et en particulier sur le *Cystidicola Farionis.*

PAR G. FISCHER,

Docteur en Philosophie, et Licencié en Médecine ; Associé correspondant de la Société Philomatique de Paris, et de la Société des Sciences physiques de Jena ; Membre de la Société des Sciences physiques de Bâle, de celle de Gættingue, et de la Société Linnéenne de Léipsig, etc. etc.

A PARIS,

De l'imprimerie de J. DRISONNIER, rue des Maçons-Sorbonne, n°. 406.

AN VI.—1798.

MÉMOIRE

POUR servir d'introduction à un ouvrage sur la respiration des animaux.

DE tous les phénomènes de l'économie animale, il n'en est pas de plus frappans ni de plus dignes de l'attention des physiciens et des physiologistes, que ceux qui accompagnent la respiration.

La chymie, aidée par les nouveaux moyens qui sont en sa puissance, nous a permis de réunir plus aisément les faits, d'expliquer les différens phénomènes, et d'en tirer des résultats plus clairs par rapport aux principaux animaux, tels que les quadrupèdes : mais en considérant cette fonction dans le règne animal entier, on observe qu'elle varie singulièrement dans les différentes classes, tant par les organes que par les effets qui en résultent, et ce n'est pas trop dire que d'avancer que son explication dans quelques classes d'animaux soit la plus difficile et la moins prouvée de toutes celles que l'on a traitées jusqu'ici en physiologie. Le sang lui-même, variant aussi dans les différens animaux par sa couleur, sa consistance, son odeur, et sur-tout par sa température, nous montre par ses propriétés, également dépendantes, à ce qu'il paroît, de la circulation et de la respiration, que cette fonction ne peut être que très-variable. Combien ne doit-elle pas différer, par exemple, dans le lion ou dans un autre quadrupède, dont l'organe de la respiration ne diffère guère du nôtre, et dans les Naïades (1), dans lesquelles la nature semble avoir réduit à un seul organe celui de la respiration et de la digestion !

Nous manquons encore aujourd'hui d'une définition de la respiration, qui soit également propre aux animaux à sang froid (principalement aux insectes et aux vers) et à ceux à sang chaud. Autrefois que l'on assignoit exclusivement à cette fonction le développement du calorique dans les corps organisés, et qu'on la distinguoit par-là de la digestion, que l'on ne regardoit que comme la séparation de la matière nourricière contenue dans les alimens, il étoit bien plus facile d'en donner une définition claire et précise ; mais aujourd'hui que les principes de la chymie moderne nous ont appris que la digestion est tout aussi bien une source de la chaleur pour le corps animal que la respiration, cette distinction des deux fonctions ne sauroit plus avoir lieu. Il falloit donc trouver d'autres moyens pour en expliquer la nature ; et l'opinion qui paroît l'emporter en vraisemblance sur les autres, c'est qu'elle est destinée à mettre le

(1) L'estomac des Naïades ou Millepieds d'eau (*Nereis lacustris*, Linn. *Nais proboscidea* alior.) a le même battement que le cœur des autres animaux. La physiologie de ces animaux a en général beaucoup de choses très-remarquables, et nous devons, sur leur génération, des observations très-importantes à *Otto-Friderich Müller*, *von den Würmern des süssen und salzigten Wassers*. Kopenhag, 1771, in-4.

Le citoyen *Dumeril* vient de faire les mêmes observations dans quelques insectes à corps transparent, comme dans le pou et autres.

sang des animaux en contact avec le fluide qu'ils habitent. Quoique cette définition, applicable il est vrai à plusieurs animaux à la fois, convienne très-bien à la partie mécanique de la respiration, elle ne suffit pas néanmoins pour résoudre tous les problêmes qui se présentent dans la recherche de cette partie de la physiologie. — La chymie moderne nous fait considérer la respiration comme une combustion, consistant, ainsi que les combustions ordinaires, dans la décomposition de l'air atmosphérique, et dans la fixation et l'absorption du gaz oxygène. Cette idée est très-ingénieuse, et explique d'une manière satisfaisante presque tous les phénomènes de cette fonction dans les animaux à sang rouge et chaud ; mais elle laisse de nouvelles difficultés, en considérant la même fonction dans les animaux à sang froid et blanc. Comment supposer une combustion dans la respiration de quelques vers intestins, qui sont en contact continuel avec le gaz carbonique (2)?

C'est ce qui m'a décidé à faire des recherches sur un objet aussi intéressant en lui-même, que fertile pour l'histoire naturelle en général, et pour la physiologie de chaque animal en particulier : je voulois en même temps rassembler tout ce que l'on a publié sur la respiration depuis les temps les plus anciens

____

(2) La considération des milieux dans lesquels vivent les différens animaux, et principalement les vers intestins, est tout à fait nouvelle pour notre physiologie, et promet une quantité de découvertes importantes pour la respiration en particulier. Voyez mon Mémoire sur le *Cystidicola Farionis.*

jusqu'aux nôtres, et y combiner mes propres observations, pour rendre mon ouvrage aussi complet que je pourrois ; mais plus j'ai parcouru un champ aussi vaste, plus je me suis éloigné du chemin de l'observation, lequel pourtant peut seul nous conduire à la lumière que nous cherchons. C'est pourquoi je sépare cette partie, qui comprend pour ainsi dire une histoire littéraire, ou du moins la bibliographie de la respiration ; je la sépare, dis-je, de mon ouvrage même, qui contiendra pour la plus grande partie les résultats de mes propres recherches.

Je n'ignore pas que l'histoire des ouvrages sur la respiration ne commence à devenir intéressante qu'à l'époque où la chymie moderne s'unit plus étroitement à la physiologie ; je ne puis même m'empêcher de regretter un temps précieux que j'ai consumé dans ces recherches littéraires, qui ne m'ont pas autant avancé que je m'en étois flatté auparavant ; mais c'est justement pour cela que j'espère qu'on ne trouvera pas tout à fait inutile une bibliographie assez complète, qui peut d'un côté montrer combien et avec quel succès on a travaillé sur un objet vraiment digne de fixer l'attention du naturaliste et du philosophe, et de l'autre épargner le temps de celui qui voudroit se livrer aux mêmes recherches.

L'ordre que j'ai suivi dans l'exposition des auteurs qui ont écrit sur la respiration, est celui des temps : je n'ai pas voulu omettre ici les ouvrages qui traitent de la respiration de l'homme ; je n'en parlerai cependant pas en particulier dans mon ouvrage, à moins qu'une comparaison avec la respiration humaine ne puisse jeter plus de lumière sur l'objet dont il sera question.

Pour donner à cette bibliographie toute la perfection dont elle est susceptible, je n'ai pas manqué d'y ajouter dans de petites notes les éditions différentes qui me sont parvenues.

DES AUTEURS QUI ONT ÉCRIT SUR LA RESPIRATION:

A. *Des animaux en général.*

Aristote, Περι αναπνοης, *S. De respiratione.* Voy. Ejusd. Opera, édit. *G. du Val.* Parisiis, 1654 (3),

(3) La même édition de *du Val* a paru la première fois à Paris, 1619, in-fol. Voy. p. 718-732, sur la respiration. C'est la meilleure édition de toutes les Œuvres d'Aristote. Nous en désirons une édition comme celle de l'*Histoire des animaux*, par le citoyen *Camus :* d'autres moins splendides ont paru *en latin, Lugduni, s. anno.* Voy. sur la respirat. tome I, pag. 950 — 966, et p. 967 — 975 in-fol. ; *en grec, Venetiis,* 1495, in-fol. p. 369 —379.; *en latin, ib.* 1496, in-fol., p. 337—341. Quelques livres ont été imprimés à part, sous le titre : *Parva naturalia latine, cum Commentar. Aug. Niphi. Venet.* 1523, in-fol. C'est une collection qui contient les chapitres du mouvement des animaux, de la jeunesse et de la vieillesse, e la mort et de la vie, sur la respiration, etc. page 121, et *Francofurti,* 1584, in-4°. tom. II, p. 66 — 82. — De même que celui : *De communi animalium motu et de spiritu, græce ex recensione Fr. Sylburgii.* Francf. 1585, 4. (Banksii bibl. 2. 371).

in-fol., en grec et latin, tom. II, pag. 135-154.
Le livre Περι πνευματος (ib. pag. 175-177), qui
contient quelques observations sur le même sujet,
est compté par quelques-uns au nombre de ceux
qui sont supposés.

Aristote fut sans doute le premier, du moins de tous
ceux dont les écrits sont parvenus à la postérité,
qui tâcha de montrer la différente nature des êtres
par degrés et par comparaison. Il traite dans
son livre *de la respiration*, de celle de plusieurs
classes d'animaux : il nie la respiration des poissons, parce qu'ils manquent, à ce qu'il prétend,
de poumons proprement dits ; c'est une erreur qui
s'est perpétuée jusqu'aux temps de *Séverinus* et
d'écrivains plus récens encore, jusqu'à *Lister*.

1634. *Hermann Conring* et *Theod. Conerding*,
de respiratione animalium. Helmstadii, in-4°.

Le titre de cette dissertation est trop général ; elle
contient cependant quelques remarques sur cet objet,
applicables au règne animal entier.

1660. *Robert Boyle. New pneumatical experiments about respiration and the continuation
of them.* — Voy. Philos. Transact., vol. V, n°. 62,
pag. 2011-2031 ; et n°. 63, pag. 2035-2056 (4).

(4) *Philosophical transactions abridged.*, vol. III, pages
114-134. — Le même Traité est aussi traduit en latin sous le
titre : *Nova experimenta pneumatica respirationem spectantia.*
Bonon. 1675, in-12. — Alors, Genev. 1686, in-4°.

En français : *Expériences de R. Boule sur la respiration de quelques animaux dans le vide de la machine pneumatique, et continuation des mêmes expériences.* — Dans les *Collections académiques*, partie étrangère, tom. VI.

L'auteur a fait plusieurs expériences avec des lapins, des poissons, etc. dans le vide : elles lui ont prouvé que les différentes espèces d'animaux y périssoient dans un espace de temps plus ou moins long. Les mêmes expériences sont contenues dans un autre ouvrage qui a pour titre :

New experiments physico-mechanical touching the spring of the air, and its effects; made for the most part in a new pneumatical engine. Oxfort, 1660 (5). — Et en latin : *Experimenta nova physico-mechanica, de gravitate et elatere aeris.* Oxon, 1661 (6).

Les expériences avec les animaux dans la machine pneumatique ont été souvent répétées : c'est ici que je veux seulement indiquer le nom de ceux qui ont principalement travaillé sur cet objet; savoir : *Desayeault, Nollet, Bradley, Connor, Camerarius, Sanden, Guide, Derham, Wolff,*

(5) Réimprimé dans *the works of the honourable Rob. Boyle in five volumes, to which is prefixed the life of the author.* vol. I, p. 1 — 135, et la continuat. vol. IV, pages 96 — 159, une très-belle édition in-fol.

(6) Ils ont paru de nouveau, *Oxon.* 1764, 8.

(10)

Muschenbroeck , Pitcarne , Arbuthnot , etc.
D'autres ont mesuré la pression de l'air sur les poumons , comme *N. de Cusan , Jacques Jurin*
et *H. Nevom. Franz ,* etc. etc.
1672. *Thomas Willis* (7).

1694. *Martin Lister : Digressio de respiratione ,*
dans son ouvrage qui a pour titre : *Exercitatio
anatomica , in qua de cochleis maxime ter-
restribus et limacibus agitur.* Londini, 1694,
in-8°. , pag. 40 - 66.

L'auteur traite dans cette petite dissertation insérée parmi ses ouvrages, de la respiration en général, et en particulier de la respiration de plusieurs animaux, tels que les poissons et les moules.
Il n'est pas décidé quelle opinion il a adoptée à
l'égard de la respiration des poissons : il prétend
cependant, ce que ses prédécesseurs enseignoient,
que les poissons attirent l'eau contenant de l'air,
pour refroidir le sang. La partie anatomique est
plus intéressante ; elle contient des observations très-
exactes sur les organes de la respiration de plusieurs
moules.

(7) *Thomas Willis* a entrepris une classification des animaux , suivant leurs organes de la respiration ; mais ne don-
nant point de description de la respiration , ou du moins de
son organe , je l'ai renvoyé dans cette note; pour le faire connoître seulement. Voyez son ouvrage *De anima brutorum, quæ
hominis vitalis et sensitiva est exercit. duæ.* Oxon. 1672 , in-8.
Amstelod. 1672 et 1674 , in-12. Une traduction anglaise par
Portage , a paru en 1683 , in-fol.

1700. *Gaspar Bartholin*, *De respiratione animalium*. Hafniæ, in-4°.

1711. *Paul Dons* et *Chrétien Frauen* : *De respiratione animalium*. Hafniæ, in-4°.

Je n'ai pas pu me procurer ces deux dissertations.

1714. *Lionardo di Capoa* : *Osservazioni della respirazione*, dans ses *Lezioni intorno alla natura delle mofete*. In Cologna (8), in-8°, volume III. Lez. 1, pag. 39-50, et Lez. 2, pag. 51-90.

Lionardo parle dans cet ouvrage, de la respiration de plusieurs animaux : non-seulement ceux-là respirent, qui ont l'organe de la respiration proprement dit, mais encore les poissons, quoiqu'ils n'aient pas la même conformation. Nul animal n'est privé de la respiration : les plantes mêmes jouissent de cette fonction. Il prétend que l'air entre dans le cœur par les poumons : il examine les hypothèses d'Empedocle, de Swammerdam, de Thruston, etc.

1773. *Pieter Boddaert : van den Omloop van het Bloed en van de Ademhaaling,* ou *de la circulation du sang et de la respiration.* C'est un seul

____

(8) Haller, *bibliot. anatom.* vol. I, p. 677, croit que cet ouvrage a paru à Naples en 1715. Je ne sais décider là-dessus : j'ai indiqué l'édition telle que je l'ai vue.

article bien caché d'un mémoire qui a pour titre : *Over de Deelen van het dierlyk Leven in verscheiden Soorten van Dieren,* chap. I , II , pag. 443 - 459. Voyez *Verhandelingen uitgegeeven door de Hollandsche Maatschappye der Weetenschappen te Harlem ,* 1773, in-8°., tom. XIV, pag. 437-492.

L'auteur parle dans ce mémoire, de la respiration des animaux à sang rouge et blanc ; mais il n'a rien qui lui soit propre.

1778. *August Broussonnet , Variæ positiones circa respirationem.* Monspel. in-8°. (9).

Broussonnet donne ici le premier un Traité complet de la respiration de différentes classes d'animaux : il parle dans le premier, de l'air qui entre dans les poumons d'une double manière, ou avec l'atmosphère, ou combiné avec de l'eau. La section seconde traite de la respiration des oiseaux. L'auteur croit avec Mery , que l'air entre au temps de l'inspiration dans les poumons par la trachée et par les vésicules abdominales ; que l'air de l'expiration sort en partie par la trachée, et qu'en partie il remplit les vessies du ventre. L'auteur a le mérite d'avoir bien employé les observations de ses prédécesseurs (il enseigne aussi que les vésicules aériennes du bas-ventre et les différens canaux ca-

(9) Réimprimées dans Chr. Fr. Ludwigii, *delectus opusculorum ad scientiam naturalem spectantium.* Lipsiæ, 1790, 8. vol. I , p. 117 — 146.

pables de recevoir l'air contribuent beaucoup, et principalement au chant des oiseaux). Quant à la respiration des insectes , il n'a rien ajouté aux observations de Malpighi, Réaumur, Bonnet , de Geer ,
Lyonet , etc. Dans son raisonnement sur la respiration des amphibies, l'auteur rend attentif à plusieurs recherches qui sont encore à faire ; il demande,
par exemple, pourquoi plusieurs animaux de cette
classe peuvent retenir ou supprimer pour quelque
temps la respiration, pourquoi ils ont la glotte si
étroite , etc. — Le cinquième et dernier chapitre
contient la respiration des poissons. L'auteur en a
fait un mémoire particulier : nous exposerons ses
idées plus bas.

1790. *William Smellie: of the respiration of animals.* Voyez *Philosophy of natural history.*
Edinburgh, in-4°. chap. III, pag. 103-131.

Cet ouvrage a été traduit en allemand avec
beaucoup de remarques du traducteur sous le
titre :

*Ed. Smellie's Philosophie der Naturgeschichte.
A.d. engl. mit Zusætzen des Hrn. Lichtenstein
herausgegeben von Fr. A. W. Zimmermann,
2 Th. Berlin,* 1791 , sur la respiration. Voyez
tome I, chap. 3, page 125.

L'auteur explique la respiration des mammifères,
des oiseaux, des insectes, etc. Les poissons n'ont pas
besoin d'une quantité d'air aussi grande que les quadrupèdes et les oiseaux. Il croit même qu'ils ont

quelque ressemblance avec les oiseaux, par la vessie
aérienne qui se trouve dans leur abdomen comme
dans celui des oiseaux. L'auteur a répété les expériences sur la respiration des insectes, avec l'huile ;
mais ces expériences ne sont pas nouvelles ; elles
sont déjà faites par *Théophraste* (10) et *Pline*. Le
dernier observe du moins que les insectes craignent
l'huile. L'auteur fait à la fin quelques remarques
sur les animaux qui peuvent vivre long temps sans respirer, comme les crapauds trouvés dans les pierres
ou dans les troncs d'arbres, et sur les animaux qui
passent l'hiver dans des trous souterrains dans une
léthargie totale.

1792. *A. F. Fourcroy : de la respiration, dans*
ses Élémens d'Histoire naturelle et de Chymie,
cinquième édition , l'an 2 de la république,
tome V, art. 3, pag. 44—48.

L'auteur explique la respiration des animaux en
général , et dans leurs différentes classes , comme
une 'onction destinée à mettre le sang en contact
avec le fluide qu'ils habitent. Il a exposé cette matière avec l'élégance et la clarté qu'on retrouve dans
tous ses écrits.

1795. *Christoph Girtanner: von dem athemhohlen*
der Thiere und von der thierischen Wœrme.
— Voy. Anfangs-gründe einer antiphlogis-

(10) *Theophrasti, caus. plantar.* libr. 6, c. 5.

tischen Chemie, zweyte Auflage (11). Berlin, in-8º. chap. 3, pag. 209—231.

Girtanner est un des premiers qui aient publié en Allemagne les principes de la Chymie française. Dans ce but il a établi la théorie de la respiration, et en a exposé les principes dans un mémoire sur l'irritabilité. Voici en bref sa théorie : le gaz oxygène de l'atmosphère se décompose dans la respiration ; une partie se combine avec le sang veineux, et change sa couleur foncée en un rouge plus vif ; une autre partie se réunit avec le carbone du sang veineux, et produit le gaz acide carbonique ; une troisième portion de ce gaz oxygène produit le même gaz avec le carbone du mucilage noir, séparé dans les petites glandes de la trachée ; une quatrième partie se combine avec le gaz hydrogène du sang veineux, et produit l'eau qui se développe dans l'expiration. Le calorique du gaz oxygène décomposé reste en partie lié avec l'oxygène, qui est entré en combinaison avec le sang veineux, c'est pourquoi la quantité du calorique est plus grande dans le sang artériel que dans le sang veineux. Une seconde partie du calorique se combine avec le gaz carbonique, et la troisième échappe avec les vapeurs d'eau. L'auteur fait enfin des remarques sur la respiration de différens animaux. Les poissons ne respirent que l'air contenu dans l'eau. Il prétend que la grandeur du cœur des animaux est dans un rapport direct avec leur respiration, et in-

(11) La première édition a paru en 1792, *ibid.*

direct avec leur voracité. Il a ajouté le poids du cœur
de plusieurs animaux ; mais c'est sur quoi il est impossible de prononcer dans l'état actuel de nos connoissances.

B. *Des Mammifères.*

a. *De l'Homme.*

Ici je serai plus court, et je ne donnerai que les
titres (principalement de ces petites dissertations
dont je suis contraint d'insérer une grande quantité),
premièrement, parce que la considération de la respiration de l'homme ne s'approche pas tant de mon
premier but, et qu'elle ne devient intéressante qu'à
une époque bien avancée, comme je viens de le dire,
et parce qu'il falloit enfin que je répétasse les mêmes
critiques trop souvent ; ce qui auroit été très-ennuyeux.
Si je voulois donner ici une histoire complète des
ouvrages sur la respiration , je la diviserois en deux
époques principales. Dans l'une , je ne m'occuperois
que *du mécanisme de la respiration,* en négli-
geant tout ce que ne dicte pas une physiologie saine
et philosophique , par rapport aux derniers résultats
de cette fonction. Cette partie, qui demanderoit beaucoup de détail , pourroit aisément se subdiviser. Je
considérerois les discussions , 1°. *sur le mouvement
des muscles intercostaux internes et externes ;
2°. sur l'air thorachique ou sur l'air que l'on
croyoit renfermé entre les poumons et la pleure ;
3°. enfin sur le mouvement des poumons pri-
maires*

maires ou *secondaires*; ce qui feroit autant de chapitres. La seconde partie de cette histoire, qui suivroit d'une manière très-naturelle la première, renfermeroit tous les écrivains qui ont exposé l'influence de l'air sur le sang. Elle se subdiviseroit en trois époques; la première contiendroit l'examen de cette question : *L'air se mêle-t-il avec le sang ?* la seconde traiteroit *du rafraîchissement du sang;* enfin dans la troisième on feroit connoître *l'influence des principes de la chymie moderne,* qui seuls peuvent expliquer les différens phénomènes de la respiration. Nous embrasserions dans les dernières années de la seconde époque deux grands momens; savoir, l'apparition de *Crawford* et de *Lavoisier :* mais ne voulant donner qu'un catalogue des auteurs qui ont traité de cet objet, j'ai mieux aimé suivre l'ordre chronologique.

Galien περι χρειας αναπνοης βιβλιον, *s. de usu respirationis liber legitimus,* et περι των της αναπνοης αιτιων *s. de causis respirationis* (1).

La respiration conserve la chaleur naturelle et in-

(1) Voyez *Hippocratis et Galeni, opera edit. Renat. Charterii.* Lutet. Paris, 1679; in-fol. ; tome 5, p. 413-426 et 427-428.

Il y a une grande quantité d'éditions des Œuvres de Galien. Elles furent imprimées plusieurs fois à Venise, et parurent en 1541, 1550, 1556, 1563, 1570, 1576, 1586, 1600, 1609, 1625, etc. L'édition de 1600 est la plus élégante, et celle de 1609 la plus complète. — Il se trouve un livre, dans quelques éditions de Galien, sur l'utilité de la respiration, lenée, et nourrit l'esprit animal. Outre ces deux livres sur la respiration, son ouvrage *De anatomicis administrationibus* (2), principalement le livre 8, est plein d'expériences sur la respiration.

1531. *Michel Servet*, né à Villanova en Aragon.

Servet n'a pas écrit directement sur la respiration ; mais un passage de son livre *De trinitat. erroribus*, *lib. 7 Basil.* démontre clairement qu'il connoissoit la circulation du sang, et même *l'influence de la respiration sur le sang.* « Il faut savoir, dit-il, que l'esprit vient de l'air qu'on respire, qui s'insinue dans le sang. — Le sang ainsi mêlé avec l'air est attiré par le ventricule gauche, qui se dilate pour le recevoir plus facilement, etc. »

1543. *Anton. Ludovici Liber erotematum de usu respirationis* (3), *item alius de difficili respiratione. — Exstat in operib. ejus de re medica.* Olyssipon. in-fol.

L'auteur lui-même n'a pas fait des observations

quel est compté par quelques-uns parmi les supposés. Quelques livres de Galien ont paru à part, tels que *De causis respirationis*, lib. I. *De utilitate respirationis*, lib. I. *De difficultate respirationis*, lib. III. *Jam primum in latinam linguam conversis Jano Cornario interprete.* Basil. 1536, in-fol. — Le livre *De utilitate respir.* est imprimé à part à Paris, 1533, in-fol.

(2) Edit. de Chart. tom. 4, pag. 169-185.

(3) Imprimé la première fois en 1540. Voyez *Douglass, Biblioth. anatomica*, page 74.

sur cet objet Il explique quelques erreurs d'Aristote, et s'occupe en général de questions plus hypothétiques que réelles.

1585. *Phil. Scherbius , de usu respirationis.* Altdorff, in-4°. (4).

1588. *Thaddæi Duni , de respiratione liber quod respiratio non sit motus voluntarius , h. e. non ex nostro arbitrio pendeat , quod tamen Galenus censet, sed animalibus tàm rationalibus, quàm irrationalibus à natura ingenita sit*, Tigur.. in-12.

Le titre indique tout ce qui est contenu dans les cent pages de cet ouvrage.

1590. *Bernard. Telesii, de usu respirationis liber.* Venet. in-4°.

Je n'ai pas pu me procurer cet ouvrage.

1593 *Jos. Ludov. Hawenreuter et Jos. Burgowerus. Aristotelis, de juventute et senectute , de vita et morte, et de respiratione libelli in theses resoluti.* Argentorat. in-4°.

1598. *Sim. Opsopæus et Ant. Aschenbasch, de respiratione*, in-4°.

1606. *Greg. Horstius et Georg. Andreas Fabricius, de organis vitæ ac respirationi prospicientibus.*

(4) *Haller* nous apprend que cette Dissertation a paru à Leipsic 1614, in-8°. Bibl. anat. vol. I, p. 259 : c'est sans doute une seconde édition.

1609. *Wolfgang Waldung et Jos. Ferber, de respiratione. Altdorff.* in-4°.

1612. *J. Akakia et Ant. Bimbault, num respiratio voluntaria? Paris.* in-4°.

Les auteurs conclurent pour l'affirmative contre Duni et autres.

1615. *Hieron. Fabricius, ab Aquapendente de respiratione ejusque instrumentis. Libr.* 2. *Patav.* in-4°. (5).

L'auteur a fait des recherches très-importantes sur les organes de la respiration : ses descriptions précises et distinctes de ces parties méritent encore aujourd'hui notre attention.

1616. *Jos. Rupertus Sulzberger et Wolfgang Cunadus, de respiratione. Lipsiæ,* in-4°.

1629. *Gabriel Bertrand. Les vérités anatomiques et chirurgicales des organes de la respiration, et des artificieux moyens dont la nature se sert pour la préparation de l'air. Paris,* in-12 (6).

Le titre promet des résultats physiologiques ; mais

(5) *Haller* croit que cet ouvrage fut déjà écrit en 1599, Bibl. anatom. vol. I , pag. 287. Il fut réimprimé dans ses Œuvres, dont il y a deux éditions; l'une , *Opera omnia cum præfat, Jos. Bohnii.* Lipsiæ , 1637 , in-fol. Voyez pag. 161-186 ; et l'autre , *Cum præfatione , Bern. Siegfr. Albini.* Lugd. Bat. 1738 , in-fol. pag. 161-186.

(6) 1630 , d'après *Portal , hist. de l'Anat. et Chirurg.* vol. VI , pag. 531.

l'ouvrage au contraire ne donne que des éclaircisse-
mens du procédé mécanique de la respiration. L'auteur prétend que le diaphragme se contracte, et que
le sternum monte vers la première côte au temps de
l'inspiration.

1630. *Fabricii Bartoleti, Methodus in dysp-
nœam, s. de respirationibus, lib. 5. Bonon.* in-
4°. (7).

L'auteur donne une description exacte des glandes
bronchiales. Du reste, son ouvrage appartient plus
à la pathologie.

1639. *Christn. Lucc. Lange et Christn. Fridr.
Frankenstein, de respiratione. Lips.* in-4°.

1643. *Melchior Sebizii, disputationes de respiratione tres. Argentor.* in-4°. La première fut dé-
fendue par *Georg. Hiëron. Welsch*; la seconde,
par *Jean Casp. Beutel*, et la troisième, par *Jacq.
Becker.*

L'auteur n'a rien ajouté aux observations de ses
prédécesseurs.

1644. *H. Krausius et Ludov. Hoffmann. de respir.
Rostock.* in-4°.

— *Hartuicus Wichelmann et Casp. Matsius,
de respir. Régiomont.* in-4°.

1649. *Pet. Gassendi, de nutritione animalium
lib. ubi de venis lacteis, de pulsu, de respira-*

(7) Cet ouvrage a paru aussi, ibid. 1632 et 1633, et à
Venise, avec les Œuvres de L. Riverius, 1738, in-fol.

tione, de sanguinis circulatione agitur. Lugd. in-fol. (8).

L'auteur décrit des pores et des conduits qu'il croyoit avoir vus dans le septum qui sépare les ventricules du cœur. Outre cela, je n'ai rien trouvé qui lui soit propre.

1659. *Jos. Peter Klipper et Isaac Thilo, de respiratione,* in 4°.

Je n'ai pas vu cette dissertation.

1660. *Francisc. Sylvius de le Boë, de respiratione usuque pulmonum. Leid.* in-4°. (9).

1661. *Anton. Deusingius, de motu pulmonum et respiratione. Groning.* in-12.

1664. *Jos. de Bruyn et Herm. de Pauw, de respiratione.* Utrecht, in-4°.

— *Pierre Guide. Observations anatomiques sur plusieurs animaux au sortir de la machine pneumatique.* A Paris, in-12 (10).

L'auteur a disséqué plusieurs animaux au sortir de la machine pneumatique, pour examiner leurs poumons, qui se changent plus ou moins d'après le temps que les animaux ont vécu dans le vide.

(8) Et dans son ouvrage *De Philos. epicurea.* Lyon, 1649, in-fol. tom. III. Toutes ses Œuvres ont paru en 1658, in-fol.

(9) Réimprimé dans ses *Œuvres.*

(10) Voyez Philos. transact. n. 122.

Il y en a plusieurs éditions, 1674, in-12 et autres.

1667. *Jos. Henr. Glaser et Jos. Jac. Spœrlinus,
de respiratione.* Basil. in-4°. (11).

— *Jos. Swammerdami, Tractatus physico-ana-
tomico-medicus, de respiratione usuque pulmonum, in quo præter primam respirationis
in fœtu, inchoationem aëris per circulum
propulsio statuminatur, attractio exploditur,
experimentaque ad explicandum sanguinis
in corde tàm auctum quàm diminutum mo-
tum in medium producuntur.* Lugd. Batav.
1667, in-8°. (12).

Les poumons, à ce que l'auteur enseigne, n'ont
aucun mouvement par eux-mêmes; lorsqu'ils s'affaisent, c'est que les côtes ou le diaphragme les
compriment. Il croît, d'après ses expériences, que
l'air n'est point attiré dans la poitrine, mais qu'il est
poussé par sa propre élasticité ou par l'air ambiant.
Les expériences qu'il a faites avec des animaux vivans
étoient peut-être plus intéressantes pour son temps,
qu'elles ne le sont aujourd'hui.

1668. *Jos. Mayow, Tractatus duo de respiratione*

(11) C'est la même Dissertation, qu'*Haller* cite sous le
nom de *Sporlin.* Voyez *Bibliot. anatom.* tom. I, p. 553.

(12) Alors *ibid.* 1679, in-8°. de 121 pages, et 1738,
in-4°. de 96 pag., imprimé avec la Dissertation de *Haller,
De diaphragmatis musculo,* avec fig., réimprimé dans
Manget, Bibliot. anatom. tom. II, pag. 150-165. Voyez-en
l'extrait *Philos. trans.* ann. 1667, ou *Acta philos. societ.
reg. in Anglia,* anni 1665-1669, à *Henr. Oldenb.* conscripta
et in latin. versa interprete C. S. Lips. 1675, in-4°. p. 431.

prior, alter de rhachitide. Oxonii, in-8°. (13),
et alors *Tractatus quinque medic. phys.* 1°. *de
sal nitro et spir. tu nitri aëreo;* 2°. *de respiratione;* 3°. *de respiratione un utero et ovo;* 4°. *de
motu musculari et spirit. animali;* 5°. *de rhachitide.* Oxon. 1674, in-8°. (14).

L'auteur, après avoir examiné les différentes opinions des auteurs, prouve, par des argumens et des
tables, que les muscles intercostaux *externes* et *internes*, ensemble, *dilatent* la poitrine.

— *Conr. Vict. Schneider et Andr. Petermann,
de respiratione.* Witteb. in-4°.

— *Christn. Andr. Schœngast, de respiratione.*
Lipsiæ, in-4°.

1670. *Malachias Thruston de respirationis usu
primario diatriba. Acced. animadversiones
cujusdam (Georg. Entii) circa eandem una
cum responsionibus auctoris.* Lond. in-8°. (15).

Thruston prétend que le sang s'échauffe en tra-
versant les poumons; qu'une partie de l'air qui
s'insinue dans les poumons pendant l'inspiration, pénètre les vaisseaux sanguins.

(13) Réimprimé dans *Manget, Bibl. anat.* t. II, p. 224-230,
et *De respiratione fœtus in utero et ovo.* ibid. pag. 231-240.

(14) Et Hag. Comit. 1681., in-8°. —Leidæ, 1671, in-8°.
Amsterd. 1672, in-12. — *Act. philos.* l. c. pag. 698.

(15) Plusieurs éditions ont paru à Leide, en 1671, 1679,
1708, in-8°. — Il se trouve aussi dans *Manget, Bibliot.
anatom.* tom. II, pag 166-186.

1671, *Jos. Bohn et Christn. Wolff, de pulmonis et respirationis usu.* Lipsiæ, in-4°. (16).

L'auteur a les mêmes idées sur le mouvement des poumons, que Swammerdam ; il les croit passifs. Bohn a fait enfin des observations sur quelques personnes blessées à la poitrine, d'après lesquelles il assure que les muscles intercostaux externes élèvent les côtes, et que les muscles intercostaux internes les abaissent.

1671. *Casp. Posner et Jos. Mœbius , de respiratione cum primis ut in hominibus se habet.* Jenæ. in-4°.

— *Novæ hypotheseos de pulmonum motu et respirationis usu.* Londini, in-8°. (17).

Ce livre de Thruston est très-rare. L'auteur y enseigne que le diaphragme cède au mouvement du poumon, qui, indépendant du mouvement du diaphragme et des côtes , est rempli par un air élastique qui le distend.

— *Laurentii Bellini consideratio nova de natura et modo respirationis.* Voy. *Miscell. Natur. curios. ann.* 1671 (18).

(16) Réimprimé dans ses *Exercitationes physiologicæ.* 16. Lipsiæ , 1668 — 1677 , n°. 8. — Son *Progymnasma de respiratione* se trouve dans *Circulus anatom. physiolog.* qui a paru , Lipsiæ , 1686 4. Progr. 5 , pag. 78-96.

(17) Voyez *Philosoph. trans. ejusd. anni.* tom. I , p. 584.

(18) Réimprimé et ajouté à l'ouvrage de *Carl. Drelincourt, Carli fil. de lienosis.* Leid , 1711 , in-8°.

1673. *Henr. Meibomius et Statius Fr. Stisser, de respiratione ejusque difficultate.* Helmstaedt, in-4°.

Le §. 96 contient une physiologie très-succincte de la respiration : le reste appartient à la médecine, e particulièrement à la séméiotique.

1674. *Jos. Baptista Lamzweerde respirationis Swammerdamianæ exspiratio.* Amstelod. in-8°. de 352 pages et 16 fig. insérées au texte. Contre Thruston et Swammerdam.

1676. *Jos. Christph. Sturm. Experimenta circa respirationem animalium.* Voy. s. *Colleg. experiment. s. curios.* Altdorff. iu-4°. *Et*

— *De respiratione prolixiori tractatui argumentum destinatum* ὡς ἐν τυτουψι *examinatur respond Jos. Wolf Oswald.* Altdorff. 1686, in-4°.

— *Mich. Ettmüller et Zachar. Neukrantz, respirationis humanæ negotium exulante famosa vacui fuga ex genuinis, gravissimi hujus argumenti* φαινομενων *causis plenius erutum.* Lipsiæ, in-4°. (19).

L'auteur rapporte les expériences du vide que l'on fait par le moyen de la machine pneumatique, et prouve que les animaux ne peuvent vivre sans air. Les remarques sur le mouvement de rotation des

(19) *Opera omnia Francof.* 1688. Neapol. 1734, 5 vol. in - fol.

côtes et l'usage du diaphragme reposent sur ses observations ; enfin sur les maladies qui gênent la respiration.

1677. *Georg. Balthas. Metzger et Jo. Burch.
Mœgling σκιαγραφια respirationis humanæ.* Tü-
bingæ, in-4°.

1679. *Georg. Entii animadversiones in Mal.
Thrustoni diatribam de respirationis usu primario,* Londini, in-8°. (20), et alors : *αντιδια-
τριβη de respiratione adversus Mal. Thrusto-
num.* Londin. 1685, in-8°. (21).

Entius avoit communiqué ses remarques critiques en manuscrit à Thruston ; c'est pourquoi on
trouve déjà les réponses imprimées dans l'ouvrage
de Thruston.

1684. *Daniel Christoph. Becker, de respiratione.*
Traject. ad Rhen. in-4°.

1685. *Samuel Collins, of respiration and the
use of respiration.* Voy. *System of anatomy,
treating of the body of man, beasts, birds,
fishes, insects and plants.* In the Savoy. in-fol.
tome 2, livre 2, chap. 51, 52, pag. 824—838.

L'auteur enseigne que les muscles intercostaux in-

(20) Cet ouvrage fut imprimé aussi en 1682 , in-8°. , et
dans *Opera physic. Entii.* Leidæ , 1687 , in-8°.

(21) Tous les deux écrits sont contenus dans *Manget , Bibliot. anatom.* tom. II , pag. 186-223.

ternes et externes agissent principalement pour finir la respiration; que les poumons n'ont qu'un mouvement secondaire. L'usage de la respiration consiste, selon lui, à rafraîchir le sang, à favoriser sa marche par les poumons, etc.

1686. *Jos. Bohn.* Voy. la note de l'an 1671.

1691. *John Ray ; of the use of the air and of respiration.* Voy. *the wisdom of God manifested in the works of the creation.* Lond. 1691, in-8°. (22).

L'auteur prétend que le fœtus respire dans la matrice, que l'air se combine avec l'eau, et favorise ainsi la respiration des poissons.

1693. *Jean Mery. Pourquoi la respiration est nécessaire pour entretenir la vie de l'homme depuis qu'il est sorti du sein de sa mère, et même lorsqu'il y est encore enfermé, et qu'au contraire la tortue peut vivre très-long-temps sans respirer?* Voy. Mém. de l'acad. des scienc. tome 10, pag. 386—397.

— *Question physique. S'il est vrai que l'air qui entre dans les vaisseaux sanguins par le*

(22) Cet ouvrage, plein d'observations physiologiques, a été publié pluseurs fois à Londres, 1692, 1722, in-8°., c'est la huitième édition ; alors à Glasgow, 1750, in-12 ; traduit en français à Utrecht : *Existence et la sagesse de Dieu manifestées dans les œuvres de la création* ; 1714, in-8°. En extrait, voy. *Philosophical transactions*, 1693, vol XVII, p. 611-614.

moyen de la respiration, s'échappe avec les vapeurs et les pores insensibles de la peau. Dans les Mém. de l'a. ad. an. 1700, pag. 711.

L'auteur conclut pour la négative, et avance que le poumon qui sert à l'entrée de l'air sert aussi à sa sortie.

— *Sur ce que devient l'air qui est entré dans les poumons.* Mém. de l'acad. 1707, pag. 12—16 et 153, etc.

Ce mémoire est contenu dans le précédent, à l'égard de ce qui en résulte.

1694. *Jean Gelly, an à fermentatione naturalis sanguinis calor?* Paris. in-4°.

L'auteur conclut pour la négative.

1697. *Christn. Martin Burchart, Disp. de respiratione sana et læsa.* Rostock, in-4°.

— *Jos. Henr. Burchard, de respiratione integra et læsa.* Altdorff. in-4°.

L'auteur croit qu'il se trouve de l'air dans la cavité du thorax, que les poumons compriment.

— *Georg. Cunrad, de respiratione.* Leid. in-4°.

— *Christph. Cunrad, de respiratione.* Lugd. Batav. in-4°.

— *Jos. Fr. Ortlob et Dan. Sam. Wagner, de respiratione.* Lipsiæ, in-4°.

— *Jos. Godofr. de Berger, de respiratione.* Witteberg. in-4°. (23).

1698. *Mathias Ribe, de respiratione.* Upsal, in-4°.

— *Georg. Emerich, de inspiratione.* Regiomont, i -4°.

— *William Musgrave, part of his letter concerning the cause of the necessity of breathing.* Voy. *Philosoph. Transactions.* Vol. 20, 4, pag. 178.

L'auteur enseigne que l'usage primaire de la respiration consiste à accélérer la circulation du sang dans les poumons et dans tout le corps.

1700. *Jean Mery.* Voy. 1693.

1701. *Caspar Bartholin, Thomæ Filius, de via sanguinis et de respiratione.* Voy. *ejusd. Specim. historiæ anatomiæ partium corporis humani.* Hafniæ. in-4°.

L'auteur établit ici une différence de la respiration, d'après la quantité de muscles qui agissent dans cette fonction. Il l'appelle de cette manière, *foible* ou *petite* si la respiration se fait par le diaphragme seul; *plus forte,* celle à qui l'action des intercostaux contribue; et enfin *sublime,* celle qui occupe non-

(23) *Berger, de respir.* Voyez *Ejusd. Opera phys. medic. de natura humana.* Vitteberg. 1701, in-4°. c. 4, p. 14-54.

seulement le diaphragme et les intercostaux, mais
en général tous les muscles du thorax. Il attribue
aussi quelque mouvement aux poumons, etc.

1702. *Andr. Jul. Bœtticher et Hieron. Laub, de
respiratione fœtûs in utero.* Helmstædt. in-4°.
18 pages.

1703. *J. Drake. A discourse concerning some influence of respiration on the motion of the
heart hitherto unobserved.* — Dans les *Philosoph. Trans.* Vol. 23, pag. 1217 (24).

Cette influence de la respiration sur le mouvement
du cœur, que l'auteur se flatte avoir observé le premier, étoit déjà connue et prononcée auparavant
par plusieurs; savoir, que la respiration accélère le
mouvement du cœur comme la circulation du
sang, etc.

1704. *Jo. Herment et Jo. Baptista Procope, an
aër pulmones penetrat?* Paris. in-4°.

L'auteur conclut pour la négative.

— *Jo. Amed. le Fort Theses anatomico-medicæ
de reciproco aëris in pulmonibus motu.* Marburg, in-4°.

1705. *Adam Phernec, disput. quinque de cere-
bro, respiratione, nonnullis oculor. morbis,
curios. experiment.* Lyon, in fol.

Les poumons ont la faculté d'attirer l'air dans la
respiration.

(24) *Voy. Phil. Trans. abridged.* tom. V, pag. 253.

1707. *Jean Mery.* Voy. 1693.

1710. *Bernard Albin et Pet. Martin , de aëris pulmones intrantis effectu.* Lugd. Batav. in-4°.

Les auteurs traitent, en plusieurs chapitres, de la nature de l'air, des poumons, de la respiration et de l'influence de l'air sur le sang, et affirment que le sang s'atténue, se volatise dans les poumons, etc.

1714. *Frider. Hoffmann et Henr. Christn. Crügerus , de usu respirationis in arte medica.* Halæ Magdeb. in-4°. de 36 pages.

La section première contient la physiologie de la respiration. Le reste appartient à la séméiotique.

— *Pet. Anton. Lepy et Jo. Mattheus le Bert, an pulmo præcipuus sanguinis opifex ?* Paris. in-4°. 8 pag. *Affirmat.*

1715. *Bartholomæus a Schellebeck , disput. de aëris intra pulmones recepti usu et effectu in sanguinem.* Lugd. Bat. 1716, in-4°. 35 pages.

Après avoir donné une description des organes relatifs à la respiration , et examiné leurs mouvemens, l'auteur enseigne que le sang est rafraîchi par la respiration. Au reste, il a pris son explication de Mayow, etc.

— *Phil. Boon, disput. de physiolog. et pathologia respirationis.* Lugd. Bat. in-4°. 36 pages.

Boon tâche de démontrer la forme et la grandeur du
poumon

poumon soufflé, par des figures qui sont insérées parmi le texte.

1718. *Jean Gaud. Adrien. Helvetius, sur l'iné-galité de capacité qui se trouve entre les organes destinés à la circulation du sang dans le corps de l'homme, et sur les changemens qui arrivent au sang en passant par les poumons.* Voy. Mém. de l'Acad. des Sciences, *ann.* 1718, *pag.* 222—244.

L'auteur avance que le principal usage de la respiration est de diminuer la raréfaction du sang, de le condenser, et de lui donner plus de fluidité, etc.

— *Ludolph. Henr. Runge et Arnold. Meier, respirationis negotium mechan. adumbrans.* Bremæ. in-4°.

— *Georg Detharding et G. Christph. Detharding, de carminatione sanguinis in pulmonibus.* Rostoch. in-4°.

1720. *Richard Barret, disput. de compressione quam patitur pulmo in exspiratione.* Leid. in-4°.

1721. *Andr. Millot, de respiratione pro baccalaureatu.* Monspel. in-4°.

— *Gerard Anton. von Sonsbeck, de respirat.* Leidæ, in-4°. (25).

____

(25) Quelques-uns citent cette Dissertation, publiée en 1721.

— *Jo. Andr. Fischer, utrum fœtus in utero materno respiret, an respirationis careat usu?* Erford. in-4°.

L'auteur croit que le fœtus ne respire pas dans la matrice.

— *Jacob Chatelin, de respiratione.* Monspel. in-4°.

L'auteur fait des recherches sur la dilatation du thorax dans la respiration. L'air y entre par son propre poids, et est expulsé par la contractilité des poumons.

— *Dan. Bernoulli, dissert. inaugur. de respiratione.* Basil. in-4°. (26).

L'auteur évalue la quantité d'air qui pénètre les poumons à chaque inspiration.

1724. *Ant. Michelotti ad B. Fontenellium epistola, quâ aër, pulmones influens cogatne an solvat sanguinem, eorum canales permeantem, inquiritur.* Paris. in-4°.

Michelotti attaque les principes d'Helvétius, et croit que l'air raréfie le sang, et que la couleur rouge dépend de cette raréfaction.

— *Senac, sur les organes de la respiration, avec fig.* Voy. Mém. de l'Acad. des Sc. *ann.* 1724, pag. 24—29 et 159—175.

Le diaphragme est le principal organe de la respi-

(26) Réimprimé dans *Halleri, select. dissert. anatom. vol. IV.*

ration, dont il a donné un second mémoire, ibid.
1725.

1725. *Guill. Jos. de l'Espine et Fr. Mery, an
inspiratus aër sanguini misceatur?* Paris. in-
4°. *Affirmat.*

1727. *Georg. Ehrhart Hamberger, de respirationis mechanismo atque usu genuino.* Jenæ,
in-4°.

Cette dissertation donna occasion à cette dispute
fameuse avec Haller. L'auteur y soutenoit que les
muscles intercostaux internes déprimoient les côtes, et
principalement qu'il y avoit de l'air entre les poumons
et le thorax. Haller nioit cela, et défendoit l'opinion
de son maître, de Boërhaave, qui enseigne justement le contraire. Hamberger, irrité par ces oppo-
sitions, publia huit programmes en 1744 — 1746,
in-4°. qui devoient convaincre les adversaires ; mais
manquant des vrais argumens, des expériences, ils
excitèrent plutôt Haller à faire de nouvelles recherches qu'il publia dans ses expériences sur la
respiration, 1748, qui démontrèrent de nouveau qu'il
ne pouvoit se réunir avec Hamberger, qui tâcha
encore une fois de les soutenir par ses :

*Experimenta de respirationis mechanismo at-
que usu genuino dissert. una cum scriptis quæ
ad controversiam de mechanismo illo agita-
tam pertinent.* Jenæ, 1748, in-4°.

La première dissertation est répétée dans celle-ci ;

en comprenant de nouvelles objections contre Haller (27).

1728. *Jean-Claude A. Helvétius. Eclaircisse- mens concernant la manière dont l'air agit sur le sang dans les poumons, pour servir de réponse aux objections contenues dans une lettre de Michelotti à Fontenelle.* A Paris, in-4°. 56 pages.

Cet ouvrage est imprimé avec une lettre à Wins- low : *Epistola ad Jacobum Benignum Winslow, de structura glandulæ.*

1729. *Hugo Gouraigne et Guill. Pelissier, diss. physiologica de respiratione.* Monspel. in- 4°. (28).

L'inspiration n'est produite par l'action d'aucun muscle : l'air qui pénètre les poumons en est l'unique agent. Les muscles intercostaux et le diaphragme produisent par leur contraction l'expiration. Les autres muscles sont absolument superflus. Ces opi- nions , qui sont fondées sur une expérience faite sur un chien à qui il avoit coupé les muscles du bas-ventre, furent attaquées par quelques-uns dans le *Journal des Savans ;* il tâcha de répondre.

(27) *Haller* lui-même a très-bien exposé cette dispute avec *Hamberger,* dans sa *Bibliot. anatom.* vol. II, pag. 190

(28) *Haller , Bibl. anatom.* tom II , addenda , pag. 776. — *Portal,* Hist. de l'anatom. et chir. tom. IV , p. 645 ; t. VI , I. page 533.

Réponse aux objections qu'on trouve dans le Journal des Savans, contre la dissertation sur la respiration, par Gouraigne. Montpellier, 1738, in-4°.

L'auteur s'est mal défendu : ses argumens n'ont pu prouver ce qu'il avoit avancé.

— *Anton. Magnol, de respiratione.* Monspelii, in-4°.

1731. *Jo. God fr. Hahn, Diss. de aëris inspirati in pulmones effectu.* Lipsiæ, in-4°.

1732. *Jo. Adam Kulmus et Jo. Andr. Gadebusch, de accessu aëris per pulmones in sanguinem dubio.* Gedan. 18 pages.

Aucun animal ne manque de respiration : les plantes n'en sont pas même dépourvues. L'auteur croit que l'air se combine en partie avec le sang.

— *Jo. Bapt. Ludov. Chomel et Jac. Alb. Hazon an, præcipuum respirationis organum diaphragma.* Paris. in-4°. *Affirm.*

1733. *M. J. Spiramina or respiration being chiefly the arguments of J. B. Helmont, discovering certain uses of the lungs not commonly observed, and asserting that they have not the alternate motion, that is in general adscribed to them, but that in a sound man*

*they are porous, pervious to the air and con-
stantly at rest.* London, in-8°.

Le titre fait assez connoître tout ce qui est contenu dans le livre. L'auteur soutient l'air thorachique, et entreprend même de décrire les voies par lesquelles il s'échappe des poumons dans la poitrine.

— *G. Martine. Essais sur les mouvemens alter-
natifs du thorax dans la respiration, dans
les Essays of a society at.* Edimb. tom. I (29).

— *Steph. Hales Haimastatic.* London, in-8°. traduit en français par Sauvages. Genev. 1744,
in 4°.

Cet ouvrage contient une quantité d'expériences et de recherches relatives à la respiration de l'homme et des animaux.

1736. *Guil. Houston, experimenta de perforatione
thoracis ejusque in respiratione effectibus.*
Dans les *Philosoph. Transact.* vol. 39, an 1735-
1736, pag. 230—237 (30).

L'auteur a fait des expériences sur des chiens,

(29) *Portal, Hist. de l'anat. etc.* tom. IV, pag. 638, et *Haller, Bibliot. anat.* vol. II.

(30) Dans les *Philos. trans. abridged by Benj. Motte.* vol. IX, pag. 138 — En français, *Expériences sur l'ouverture de la poitrine et les effets dans la respiration, par Houston* — *Trans. philos.*, traduites par *de Bremond.* Paris, 1738, page 65.

qui prouvent que l'animal respiroit aussi bien avec la plaie qu'auparavant, qu'il étoit capable de dilater la glotte à son gré dans l'inspiration, et de la contracter dans l'expiration. Il y ajoute encore : *Tantùm potest aëris ingressus juvari à glottidis dilatatione, quantùm impeditur à pulmonum vi contractili, tantùmque ejus ingressus impediri à glottidis arctatione, quantùm à contractione pulmonum juvatur.*

1737. *Jos. Baptista Mazini, de respiratione fœtùs conjectura*. Padov. in-4°. (31).

Mazini croit que le fœtus respire dans le sein de sa mère.

1738. *Jo. Christph. Pohl et Jo. Gottlieb Schnupff, de respiratione sana et læsa*. Lipsiæ, in-4°.

— *Anton. Ferrein et Benj. Lud. Lucas, ergo mechanica actio pulmonum in fluida tempore expirationis*. Paris. in-4°. (32).

— *Andr. Ottom. Gœlicke et Aug. Zappel, de ingressu aëris in sanguinem sub respiratione ejusdemque effectibus*. Halæ, in-4°.

1739. *Herm. Paul Juch et Jo. Gotth. Roemer, de respiratione ejusque effectibus in corpore humano*. Erford, in-4°. 24 pages.

La respiration contribue principalement, selon l'auteur, à la sanguification, à la digestion, etc.

(31) Et dans ses Œuvres, *Opera omnia Brixiæ*, 1743., in-4°., 3 vol.

(32) Réimprimé dans *Halleri, selecta opuscul. anatom. t. IV.*

— *Jos. Etienne Bertier. Dissert. sur cette question, si l'air de la respiration passe dans le sang.* Bordeaux, in-12 (33), dans les *Mém. de l'Académie de Bordeaux*, ann. 1739, et dans le *Journal des Savans*, 1742.

Cette dissertation a remporté le prix de l'Académie de Bordeaux. L'auteur y enseigne qu'une partie d'air passe en globules dans les vaisseaux sanguins, et se combine avec le sang ; que la cause qui pousse l'air dans les poumons et dans les vaisseaux sanguins dépend de l'élasticité de l'air extérieur ; qu'une partie de l'air qui sort des poumons dans l'expiration vient des vaisseaux sanguins, et s'est séparé du sang avec lequel il étoit mêlé.

— *Bremond. Expériences sur la respiration*, dans les *Mém. de l'Académie des Sciences*, année 1739, pag. 333—357.

Bremond avance, d'après ses expériences faites sur des chiens, des grenouilles et d'autres animaux, que l'air qui entre dans la poitrine par une plaie faite au thorax, n'empêche point la respiration, et ne fait point affaisser le poumon, et il croit que le poumon et le thorax peuvent agir séparément et en sens contraire.

(33) *Haller*, *Bibl. anatom.* vol. II, pag. 317. — *Portal*, *Hist. de l'anat. et de la chirur.* tom. V, pag. 162. *Bertier* a aussi fait quelques remarques sur la respiration, dans sa *Physique des corps animés*. Paris, 1755, in-12.

— *Just. Godofr. Günz, de respiratione nova senten-
tia.* Lipsiæ, in-4°., 12 pag.

Les poumons ne jouissent point d'un propre mouvement.

1740. *Benj. Hoadly Three lectures on the organs of
respiration read at the royal college of physicians
at London, 1737. Being the Gustonian lectures for
that year.* Lond. in-4°. avec fig.

Le premier mémoire, pag. 1-22, comprend l'explication du mecanisme de la respiration. Le second, pag. 23-65, contient la démonstration de
l'usage de la respiration dans l'économie animale, et
le troisième, pag. 66.112, expose les maladies de
l'organe dont il est question. Quoique l'auteur ait
fait lui-même des expériences sur des animaux vivans, il soutient pourtant, ce qui ne peut être prouvé
par lesdites expériences, qu'on trouve de l'air dans
chaque partie du corps, et par conséquent aussi dans le
thorax. Il explique même, par la compression ou
la rélaxation de cet air prétendu dans le thorax, la
force de la respiration.

— *Dissertation dans laquelle on examine les preuves
sur lesquelles le P. Bertier établit le passage de
l'air de la respiration dans le sang. — Dans le
journal des Savans, sept. octobr. 1740.*

L'auteur nie ce passage de l'air; prouvant que
le poumon bien rempli d'air reste distendu dans le
vide.

1740 *Leand. Peaget et Nat. Mar. de Gevigland, an musculorum intercostalium et diaphragmatis actio partìm voluntaria, partìm spontanea ?* Paris. in-4°.

1741. *Nicol. Andry. et Franc. David. Hérissant, ergo ab impulsu sanguinis in arteriam pulmonalem respiratio spontanea.* Paris. 1741, in-4°. (34)

— *Jo. Herm. Fürstenau et Conrad. Ludov. Zoel, de respiratione sana et morbosa.* Rintel, in - 4°., 22 pages.

L'auteur a bien décrit les organes de la respiration, etc.

1739-1741. C'est dans ce temps que les philosophes hollandais commencèrent la dispute sur la respiration de l'embryon et des enfans ; le premier qui en écrivit fut *Bernard Idema Gedagten over het dryven en zinken der Longen van een nieuwgeboren kind op het Water.* Te Leeuwarden, 1739, in-4°., 30 pag.

Cet écrit en occasionoit un autre.

Roelof Roukema , Natuurlyke Stellingen dat een dryvende Long, een onfelbaar teken is dat zodanigen kindt na de Geboordte ingeademd en by gevolg geleefd heeft ; dat een geheel zinkende-long van een nieuw-geboren kindt geen volkomen teken is , dat zodanigen kindt voor de Geboorte

(34) Réimprimé dans *Halleri, Opusc. select. anatom.* t. IV.

gestorben is, etc. Te Leeuwarden, 1739, in-4°.,
44 pag.

La réponse est contenue dans le livre qui suit.

Bernard Idema, *Vervolg der Gedagten over het
Driven en zinken der Longen van een nieuw ge-
boren kindt op en in het water*. Ib. la même année, 52 pag.

Alors Pierre Idema faisoit des remarques relatives à ces deux livres.

Petrus Idema, *Korte en bescheiden dog teffens vry-
moedige anmerkingen tegens en over de Gedagten
en vervolg der Gedagten*, etc. Te Leeuwarden,
1740, in-4°., 46 pages.

*J. Hendrik Croeser Kort Ontwerp vervattende de
waare Oorsaak der eerste In-ademing als oock
der verdere beurtwisselende in-en uit-ademing*.
Tot Groning. 1740, in-4°., 46 pages.

Le livre de Croeser est écrit avec autant d'ordre
dans la disposition, que de clarté dans le style, et
fut traité par quelques-uns avec beaucoup de
louanges, par exemple par

Bern. Idema, *Nachreden achter Gedagten en het
vervolg der zelve, over het Driven en zinken der
Longen*, etc. Te Leeuwarden, 1740, in-4°.,
20 pages.

Par d'autres il fut fortement attaqué, comme par

R. Roukema, *Aanmerkingen op het kort Ontwerp van J. H. Croeser.* Te Leeuward. 1741, in-4°., 46 pages.

Croeser lui répondoit dans l'écrit suivant :

Nader betogend Bericht der beteknis van een dryvende en zinkende. Long. Te Groningen, 1741, in-4°., 28 pages.

Enfin,

Bern. Idema, Nodige en afgeperste Tusscheninspraak over het dryven en zinken van de Longen. Te Leeuward, 1741, in-4°., 32 pages.

C'est une nouvelle réponse relative au livre de P. Idema, ci-devant cité.

1743. *Fr. Dav. Hérissant*, *Ergo secundinæ pulmonum præstant officia.* Paris: in-4°. (35).
— *Sur la respiration, dans les Mém. de l'Acad. des Scienc.* 1743, pag. 71-77.

L'auteur donne une description des organes de la respiration, et considère trois modes de cette fonction : l'un spontané, depuis l'enfance jusqu'à la mort ; un second, plus foible et plus difficile si le thorax est ouvert, et un troisième volontaire, etc.

— *Jean Bouillet*, sur l'introduction de l'air dans le

(35) Réimprimé dans *Halleri, Opusc. select. anat.* tom. IV.

corps animal. — Voy. *Mém. de l'Acad. des Sciences*, 1743, pag. 77-81.

L'air se mêle avec le sang et avec les autres humeurs du corps humain.

— *Ant. Bergier et Claud. Person , an respirationis sit motus sympathico-mechanicus ?* Paris. in-4°.

L'auteur est pour l'affirmative.

— *Jo. Fr. Crellius et Jo. Chr. Scheller , de causis respirat. vital. cientibus.* Helmstadt , in-4°.

— *Jo. Fr. Jerre , de respiratione.* Erlang. S. anno. in-4°., 24 pages.

— *Jac. Petr. Daoustenc, Diss. de respiratione.* Lugd. in-4°. (36).

1744. *Aart. Mulders , de respiratione.* Lugd. Batav. , in-4°. , 36 pag.

L'auteur y soutient que la respiration est en partie volontaire et en partie automatique.

— *Joseph Marco , de respiratione ejusque usu primario.* Monspell., in-8°.

1745. *Car. Emmanuel Schellenberger , de respiratione.* Viennæ, in-4°.

(36) Lyon , 1743. *Haller , Bibl. anat.* tom. II , pag. 369. **Voyez** *Ejusdem Opuscula selecta anatom.* tom. IV.

— *Jo. Melchïor Stöeck, de respirationis actione.* Viennæ, in-4°.

— *Rob. James, on respiration.* Voy. *Medical Dictionary, including physic, surgery, anatomy, chymistry and botany in all their branches relative to medecine,* vol. III. Lond.; 1745, in-fol. avec fig. — En français : Dictionnaire universel de médecine, etc. traduit de l'anglais de R. James, par Diderot, Eidous et Toussaint ; revu, corrigé et augmenté par Jul. Busson ; tom. V, Respiration. A Paris, 1748, in-fol.

L'auteur a bien exposé les matériaux de ses prédécesseurs.

1746. *Albert de Haller.*

C'est à Haller que nous devons les meilleurs principes dans la physiologie en général, et particulièrement dans cette partie. Je vais exposer ses écrits par ordre chronologique.

— *De respiratione experimenta anatomica, quibus aëris inter pulmonem et pleuram absentia demonstratur, et musculorum intercostalium internorum officium adseritur.* Gottingæ, part. I, 1746, 24 pag.; part. II, 1747, 35 pag., in-4°.

La seconde partie contient la réponse aux objections de Hamberger.

— *Mémoire sur plusieurs phénomènes importans de*

la respiration , fondé sur les expériences. A Laüsanne, 1758, in-12 (37), vol. II, pag. 201 364.

— *Experimenta aliqua ad respirationem spectantia.* — Voy. *Phil. Transactions,* vol. XLVI, pag. 325-327 (38).

— *De respirationis in sanguineas venas cerebri potestate.* — Dans *l'Hist. de l'Acad. des Sc.* 1753.

— *De respiratione.* Voy. *Primæ lineæ physiolog., cap.* VIII, §. 233, pag. 123-154. (Edit. Wrisberg, 1780, in-8°.) (39).

— *De respiratione,* dans son grand ouvrage *Elementa physiologiæ corpor. humani ,* tom. III,

(37) Le même mémoire, traduit en latin et augmenté avec des nouvelles remarques, se trouve dans *Halleri , Opera anatom. minora,* 1766, in-4°. , tom. II ; et *in ejusd. Opuscul.* 1751 , in-8°.

(38) *Et dans Philos, trans. abridged.* vol. IX , pag. 965.

(39) La première édition, Gotting., 1747, in-8°., traduite en français par *Pierre Tarin,* Paris, 1752, in-12 ; la seconde, Gotting, 1751, in-8°. Venet. 1754,in-8°. Nap. 1761,in-4° ; la troisième, Gott. 1766, in-8°. Edimb. 1767, in-8°. Laus. 1771, in-8°.

Il a paru en français , de nouveau , par *D. Bordenave ,* à Paris , 1768, in-12. —En anglais, par *S. Mihles.* Lond. 1754, in-8°.,2 vol.,et 1772,in-8°.—En italien,1765,in-8°.,à Venise ; en allemand, Berlin , 1770, in-8°. , alors par *Cons. Fr. Uden,* 1781, *ib.*—La meilleure traduction , et celle de *Sommerring* et *Meckel ,* car la plus nouvelle de *D. H. M. V. Leveling ,* (à Erlang , 1795,) n'a presque rien ajouté aux travaux de ces deux célèbres anatomistes.

lib. VIII, pag. 1-365. (A Lausanne, 1761, in-4°.) (40).

C'est dans cet ouvrage que l'auteur traite de cet objet dans la plus grande étendüe : son discours est mê é de beaucoup de remarques prises de l'anatomie comparée, qui donnent à cet ouvrage une perfection particulièr.. — Le mouvemeut du sang, étant dans une étroite connexion avec la respiration, fut aussi le but de ses recherches ; il a donné *deux mémoires sur le mouvement du sang.* Lausanne, 1756, in-12. (41).

1746. *Jo. Christn. Knolle, Abhandlung von der Verdickung des Bluts in der Lunge.* Halle, in-4°., ou Traité sur la condensation du sang dans le poumon.

L'auteur est un des partisans de Hamberger : il traite de cet objet de la même manière, dans le livre qui a pour titre : *Die Wirkung der luft in dem menschlichen Korper.* Quedlinburg, 1752, in-4°.

(40) Une traduction allemande faite par *Jo. Sam. Hallen,* a paru, Berlin, 1766, in-8°. Voyez *sur la respiration,* vol. III, liv. VIII, pag. 1-570.

(41) Ces Mémoires furent traduits en anglais : *On the Motion of the blood, and on the effects of blood letting.* London, 1757, in-8°. — Et en latin, augmentés avec beaucoup de remarques de l'auteur dans *Oper. minor.,* tom I. — Sur le mouvement du cerveau, dépendant de la respiration, dont je viens de citer une dissertation d'Haller, on trouve aussi quelques remarques dans son ouvrage *sur les parties sensibles et irritables.* A Lausanne, 1756, in-12. Voyez la traduct. latine dans ses Œuvres, tom. I : elle a reçu beaucoup de supplémens.

1747.

1746. *Mich. Saussine : de respirationis me-*
cahnismo. Monspel. in-4°.

— *Louis-Gabr. Dupré* et *Ann.-Carol. Lorry :*
an causa caloris in pulmone aëris actione
temperetur ? Paris. in-4°.

L'auteur est pour l'affirmative.

1747. *Carl. Strack : de mechanismo, effectu, usu,*
respirationis sanæ. Exford, in-4°. 31 p.

— *Georg. Conrad Schmidt : de actione aëris in*
sanguinem humanum. Gotting. in-4°.

Quelques-uns, principalement Hamberger, sup-
posèrent que cette Dissertation étoit écrite par Haller, qui n'en est pas l'auteur.

1748. *Jo. Gottl. Krüger* et *Carl.-Aug. Brand :*
de refrigeratione sanguinis in pulmonibus.
Halæ Magdeb., in-4°. 32 pag.

1749. *Engelbertus Werth : de functionibus pul-*
monis in genere. Marburg., in-4°. 22 p.

La fonction des poumons est, selon l'auteur, de
dissoudre le sang, d'augmenter la perspiration du
corps, et de mêler l'air avec le sang.

1749. *C. F. T.* (*Trendelenburg*, le père) : con-
tinuatio controversiæ de mechanismo respira-
tionis Hambergeriano, etc. Gœtting, in-4°.
112 pag., avec une table.

D

L'auteur réfute avec beaucoup de modestie les hypothèses de Hamberger, et tâche de faire valoir la physiologie de Haller.

— *Fortsetzung der Hallerischen und Hambergerischen Streitigkeiten von Athemhohlen.* Rostock, *u.* Weimar, 1752, in-4°.

Trendelenburg a complétement exposé, dans cet ouvrage, tout ce qu'on a dit sur la dispute de Haller et de Hamberger.

1750. *Lud. Alex. Gervaise* et *Petr. Agaesse : an fœtus in utero respiret?* Paris. in-4°.

L'auteur est pour la négative.

— *Ruttg. Gott. Hœrnigk : Epist. de respiratione.* Lipsiæ, in-fol.

Je n'ai pu me procurer cet ouvrage.

1751. *Jo. Frid. Kessel : widerlegung der im 99 und folgenden stücken des Hamburgischen correspondenten befindlichen ehrenrührigen auflagen und unglüsklicher Beurtheilung der physiologie Hrn. Hambergers,* etc. Jéna, in-4°.

L'auteur défend les principes de Hamberger, et principalement l'air thorachique ; c'est ce qu'il veut prouver par une expérience faite sur un chien, auquel il avoit ouvert la poitrine sous l'eau. Après avoir fait un trou dans le thorax, il avoit vu monter une quantité de vessies d'air à la surface de l'eau.

— *Weitere Fortsetzung der Hallerischen und Hambergerischen Streitigkeiten vom athemhohlen.* Jena , 1752 , in-4°.

Dans ce livre, on trouve les mêmes recherches, les mêmes expériences et le même but que dans le précédent.

1751. *Jo. Hieron. Kniphof.* et *Willh. Franc. Engel : de respiratione.* Erford , in-4°.

1752. *Maur.* **Ad.** *Mayer de Mayersbach : de respiratione.* Pragæ, in-8°.

— *Francisc. Lamure : de respiratione.* Monspel, in-4°.

— *Kessel.* Voy. 1751.

1753. *Jo. Melch. Stærck* et *Theod. Offermanns : de respirationis actione.* Viennæ , in-4°.

1754. *Martin. Kuhnbaum : experimenta circa respirationem istiusve usum.* Lugd. Batav. in-4°. (2).

Les expériences de l'auteur ne regardent que les mouvemens des côtes.

1755. *Petr. Hinlopen : utrum aër cum sanguine*

____

(2) Voyez Halleri , Bibl. anatom. tom. II. ; p. 5o5.

per pulmonem transeunte misceatur? **Utrecht,** in-4°.

L'auteur est pour l'affirmative.

1755. *Jordan. Brebis : num fœtus in utero respiret ?* Jenæ, in-4°.

L'auteur est pour l'affirmative.

— *Christ. Fr. Jampert et Balth. Sigism. Schœnau fœtum in utero effectu respirationis non carere.* Halæ, in-4°.

1756. *Georg. Ludov. Alefeld : de aëre sanguini permisto.* Giessæ, in-4°.

L'air se mêle avec le sang et ne perd pas même alors son élasticité.

1757. *Abrah. Lebedoer : de respiratione.* Lugd. Batav. in-4°.

1758. *Alb. Verryst : de respirarione.* Lugd. Batav. in-4°.

L'auteur fait quelques remarques sur la fracture particulière du tissu cellulaire des poumons ; au reste, il suit les principes de Haller.

1760. *Samuel Musgrave : some remarks on Boerhaaves's theory on the attrition of the blood in the lungs.* Lond. in 8°.

L'auteur nie la friction du sang dans les poumons,

prétendue par Boerhaave , parce que la circulation du sang n'est pas plus accélérée dans les poumons que dans quelqu'autre partie du corps.

1761. *Guich.-Jos. Duverney : des muscles , du thorax , et premièrement de la respiration.* Voyez Œuvres anatomiques. Paris, in-4°.

Dans le premier volume, pag. 511-514, l'auteur expose le mécanisme de la respiration , et dans le second, pag. 69-91 , il en explique la physiologie , où il a aussi ajouté quelques remarques sur la respiration des poissons, dont il a écrit un mémoire particulier , qu'on trouvera plus bas.

— *Aimé-Henri Paulian : respiration , dans son Dictionnaire de Physique ,* tom. III, p. 56, et 168.

L'auteur a principalement considéré le mouvement du thorax dans l'inspiration et dans l'expiration.

1762. *Jo.-Baptist. Chomel : ergo præcipuum respirationis organorum diaphragma.* Paris. in-4°. (3).

1763. *Henr. Aug. Wisberg programm. de respiratione prima , nervo phrenico et calore animali.* Goetting. in-4°.

(3) Ce n'est pas un ouvrage de *Ch. Sallin* et *Jos. Philip ,* à ce que quelques-uns ont prétendu. Voy. *Bibliot. Halleri , anatom.* tom. II , pag. 588.

1764. *Jo. Petr. Eberhard : de aëris actione in chylum.* Hallæ, in-4°.

1765. *Sebast. Sebenico : diss. physiolog. quâ respiratio fœtûs in matrice eventu nupero evincitur esse nulla.* Venetiis, in-8°. (4).

— *Sur la respiration ; dans l'Encyclopédie, ou Dictionnaire des sciences, des arts et des métiers.* Neufchâtel, in-fol. tome **XV**, pag. 181 - 186, et *Supplément*, tome IV, pag. 613 - 623.

Un extrait d'autres écrivains sur la respiration.

— *Touss. Gilb. Boulland et Ant. Jo. Bapt. Maclov : an vis pulmonis, quoad sanguinis attritum, major sit, quàm cætera in eundem effectum corporis partium conspiratio ?* Paris. in-4°.

L'auteur est pour la négative.

1766. *Jean-Pierre David : sur le mécanisme et les usages de la respiration, ouvrage couronné par l'Académie des Sciences, des Belles-Lettres et des Arts de Rouen.* Paris, in-12.

L'auteur enseigne que les muscles intercostaux agissent dans l'expiration, que le sang se rafraîchit dans les poumons, que l'air ne se mêle point avec le sang, et que le sang coule plus lentement et en moindre quantité par les vaisseaux pulmonaires dans l'expiration que dans l'inspiration.

(4) Haller, tom. I, pag. 511.

1768. *Aloys. Paul Trabucchi, de mechanismo et usu respirationis.* Vienne, in-8°.

Ce livre s'est écarté de mes mains sans en avoir pris la moindre notice par écrit, de sorte que je ne sais indiquer avec vérité s'il est publié à Vienne ou à Prague. L'auteur a fait des expériences sur cet objet.

1769. *A. Portal. mémoire dans lequel on démontre l'action du poumon sur l'aorte pendant le temps de la respiration, et l'on prouve que dans l'enfant qui vient de naître le poumon droit respire avant le gauche.* Voyez Mém. de l'Acad. des Sciences, 1769, pag. 549-556, avec figures.

Ce Mémoire contient une description bien exacte des organes de la respiration, et il est principalement intéressant à cause de cette observation sur la respiration du fœtus.

— *Adam, sur la respiration.* Caen, in-4°.

1770. *J. Gnee, de respiratione.* Ultraj. in-4°.

1771. *Jos. Thaddacius Klinkosch: quæstio academica num jam verus usus pulmonum in machina humana notus sit.* Pragæ, in-4°.

— *Chr. Allard : de respirationis mechanismo.* Groning. in-4°.

— *Jo. Nicol. Weissmantel alias Schneider: de refrigerio sanguinis per respirationem.* Erfordiæ, in-4°. 27 pages.

1772. *Ernest. Gottl. Bose : de respirat. fœtûs et neogeniti dissert.* I. Lipsiæ, in-4°.

Le fœtus ne respire point, pas même dans le vagin.

— *Jo. Fr. Cartheuser : de respiratione.* Halæ, in-4 . (5).

— *Thom. le Tenneur et S. Lud. Guindant : Ergo inter respirationis usus chyli ex intestinis propulsio.* Paris. i -4°.

1773. *A. Portal. Diverses remarques relatives à la respiration.* Voyez Tableau chronologique des ouvrages et des principales découvertes d'anatomie et de chirurgie. A Paris, 1773, in-8°, ce qui fait le tome VI de son histoire de l'anatomie, etc. part. I, pag. 535—540.

L'auteur y a exposé les diverses opinions des auteurs les plus remarquables sur la respiration, jusqu'au temps où cet ouvrage parut.

— *Jo. Chr. Gehler : prima fœtûs respiratio.* Lipsiæ, in-4.°

Le fœtus ne respire qu'avec la plus grande difficulté la première fois.

1774. *Fr. Cigna : de electricitate atque respiratione.* Taurin, in-4.° (6).

(5) Réimprimé dans *Disput. Medico-Physicæ*, ib. 1775, in-8ª.

(6) Suivant Haller, 1773, l. c. tom. II, pag. 539.

1776. *Joseph Priestley : observations on respiration and the use of the blood ; — dans les Philosophical Transactions,* vol. LXVI, 1776, pag. 226—248, et vol. LXXX, 1790, pag. 106 et seq. (7).

— *Roquebrune : Diss. de respiratione.* Monspel. in-4.°

— *Jo. Gottfr. Leonhardi : de prima inspirationis vera causa.* Lipsiœ, in-4.°

1777. *Lavoisier : Expériences sur la respiration des animaux et sur les changemens qui arrivent à l'air en passant par leur poumon. —* Mém. de l'Acad. des Sciences, 1777, p. 185-194.

C'est à l'immortel Lavoisier que nous devons les meilleurs principes dans la physiologie de la respiration. Les résultats de ses expériences consistent en ce que la respiration n'a d'action que sur la portion d'air pur, d'air éminemment respirable contenu dans l'air de l'atmosphère ; que le surplus, c'est-à-dire, la partie méphitique, est un milieu purement passif qui entre dans le poumon, et en ressort à peu près comme il y étoit entré, c'est-à-dire, sans changement et sans altération ; que si l'on enferme des animaux dans une quantité donnée d'air, ils y périssent lorsqu'ils ont absorbé la majeure partie de la

(7) En allemand : *Bemerkungen über das athemhohlen von Jos. Priestley ,* dans *Gren's Journ. der Phys.* volume IV , pag. 472 , etc.

portion respirable de l'air, et lorsque ce dernier est réduit à l'état de mofette, etc.

1778. *R. Bienvenu Sabatier: Mémoires sur les mouvemens des côtes et sur l'action des muscles intercostaux.* — Voyez Mém. de l'Acad. des Sciences, 1778, pag. 347-352.

Le citoyen Sabatier, conduit par des expériences faites sur des malades et des animaux, enseigne que loin que toutes les côtes soient élevées dans l'inspiration, comme on l'a cru jusqu'à ce temps, les supérieures seules montent, et les inférieures descendent ; celles qui sont au milieu n'obéissent ni à l'un ni à l'autre de ces mouvemens ; mais elles éprouvent une sorte de rotation de dedans en dehors, qui, quoique commune à toutes, est plus sensible chez elles que chez les autres, et qui, les portant en dehors, augmente l'étendue de la poitrine de la partie droite à la gauche, et de devant en arrière, pendant que la longueur de cette cavité devient plus grande par l'écartement qui se fait entr'elles ; de même que dans l'expiration toutes les côtes ne s'abaissent pas, les supérieures seules descendent, les inférieures montent, et il n'en est aucune qui ne tourne sur elle-même de dehors en dedans, et qui ne se rapproche de celles qui l'avoisinent. — Les muscles intercostaux sont donc des *muscles expirateurs,* puisque leur contraction ou, ce qui revient au même, leur raccourcissement tend à rapprocher les côtes, et à diminuer les intervalles qui les séparent, etc.

1779. *D. Crawford : Experiments and obser-vations on animal heat and the inflamma-tion of combustible bodies.* London, 1779, in-8°. (8).

Il y a presque autant d'hypothèses sur la chaleur animale que sur la respiration même. Les anciens attribuoient au cœur une chaleur innée (*calorem innatum*), dont il étoit facile de déduire la chaleur du sang. C'est ce que firent *Hippocrate, Galien*, et même *Descartes*, qui d'ailleurs n'a pas épargné les erreurs invétérées. L'école chymique commença d'expliquer la chaleur du sang par une fermentation ; opinion qui fut plus ou moins ingénieusement modifiée, suivant les têtes qui la traitèrent.

Les principaux écrivains de cette école furent *van Helmont, Sylvius, Homberg, Mortimer* (9), *Hamberger* et autres. — L'école mécanique voulut trouver la cause de la chaleur animale dans le mouvement du sang et dans la friction qui l'accompagne. Elle s'est rendue célèbre par *Boerhaave, Martine* (10), *Douglas* (11) et autres. D'autres ont

(8) Une nouvelle édition parut, Lond. 1788, in-8°., laquelle fut traduite en allemand à Leipzig, par Crell, 1789, in-8°. Voyez-en l'extrait *Gren's Journal der Physic.* 1790, fasc. I, pag. 17, etc. — *Crawford* a aussi publié quelques remarques sur cet objet en *Philosoph. transact.* vol. II, p. 2.

(9) *Cromwell Mortimer, Philos. transact.* num. 467, traduit en allemand. Hamburg. Magasin. vol. I, p. 291-300.

(10) *Georg. Martine, de animalibus similibus et animalium calore.* Lib. II, Lond. 1740, in-8°.

(11) *Robert Douglas, Essay concerning the generation of*

trouvé d'autres moyens pour en déduire la chaleur animale, comme John Caverhill. — (*Experiments on the cause of heat in living animals and the velocity of the nervous fluid.* Lond. 1770, in - 8.º) — de l'action des nerfs, jusqu'à ce qu'on commençât enfin à considérer la respiration comme une source de la chaleur animale, c'est depuis *Stahl*, *Hales* jusqu'à *Arbuthnot*, *Priestley*, *Leslie* (12), *Crawford* et en général jusqu'aux temps les plus récents. *Crawford* principalement dans son ouvrage cité employa très - ingénieusement les découvertes de la chymie française pour expliquer l'origine de la chaleur animale par la respiration, y ajoutant des expériences sur la capacité des corps. Sa théorie trouva cependant de grands adversaires en *de Luc* et *Gren*, et d'autres levèrent des doutes très-considérables, tels que *Fryer* (13), *Albrecht* (14), *Berlinghieri* (15), et autres.

heat in animals. Traduit en français , *Essai sur la génération de la chaleur des animaux.* Paris , 1757 , in-8º.

(12) *D. Leslie* , *a philosophical inquiry into the cause of animal heat.* Lond. et Edimb. 1778 , in-8º.

(13) *Eduard Fryer* , *Diss. de vita animantium et vegetantium.* Lugd. Bat. , 1785 , in-8º.

(14) *Detlef. Wold. Albrecht* , *Disquisitio theoriæ Crawfordianæ de calore animali cum quarundam hypothesium examine.* Gotting. 1787 , in-4º.

(15) *Leop. Vacca Berlinghieri* , *esame della teoria del calore , del cel. Inglese Crawford, con alcune congetture sopra la medesima materia.* Pisa. 1787 , in-4º.

Rigby (16) croyoit, ce qui est aussi très-vraisembla-ble, que la chalenr animale ne devoit pas seulement son origine à la respiration, mais encore et principale-ment à la digestion, etc. Je suis contraint d'omettre une quantité d'auteurs qui ont écrit sur le même objet, tels que *G. Pickel*, *L. Crell*, *S. Elliot*, *E. Peart* et autres; ce n'est que *Schœnebeck* (17), que je cite encore ici, parce qu'il a fait mention des prin-cipales opinions des anciens sur cet objet.

1779. *Fh. Fr. Trendelenburg* (le fils) : *De motu sterni costarumque in respirat.* Gotting. in-4°.

1780. *Ernestus Platner* : *Palæophysiologia de inspiratione principii vitalis.* Lipsiæ, in-4°. de 18 pages.

1781. *Brisson : sur la respiration, dans son Dictionnaire raisonné de physique.* A Paris, in-4°., tom. II, pag. 318.

C'est une courte description du mécanisme de la respiration, suivie de quelques remarques relatives à la vraie nature de cette fonction.

1782. *Adr. Fr. Birkholz et Jo. Chr. Traug. Schus-ter : De respiratione ejusque fine summo atque ultimo.* Lipsiæ., 1782, in-4°.

1783. *Ant. Michelitz : Disquisitio physica cau-sarum respirationis.* Pragæ, in-4°.

(16) *Edward Rigby, Essay on the theory of the produc-tion of animal heat, etc.* Lond. 1785, in-8°.

(17) *Jo. Bernh. Conv. Schœnebeck, tentamen de calore animali.* Duisburg. 1783, in-4°.

1787. *Sam. Frid Traug. Gehler : über das Athem-hohlen* dans son *Physitalischen Wœrterbuch.* Leipzig. , 6 vol. — Voy. vol. I, pag. 146-157, principalement dans les Supplémens, pag. 61-72.

Ce Dictionnaire de physique restera toujours un chef d'œuvre dans la littérature allemande, et chaque lecteur regrettera la perte que les sciences ont soufferte par la mort de l'auteur. Les objets, d'ailleurs aussi difficiles à traiter, sont mis au jour par un style pur et clair, de même que dans l'article sur la respiration. Les opinions les plus importantes sur cet objet sont réunies et soumises à une critique raisonnable.

1788. *Edmund Goodwyn : The connexion of life with respiration or an experimental inquiry into the effects of submersion, stran-gulation, and several kinds of noxious airs on living animals.* Lond. in-8°.

Les recherches de *Goodwyn* sont très-connues, et devenues très-estimables par la traduction du citoyen *Hallé,* qui est imprimée avec beaucoup de remarques du traducteur dans le *Magasin Ency-clopédique* du citoyen *Millin,* année. I, tom. **IV,** pag. 355 (18).

(18) La nouvelle édition : *La connexion de la vie avec la respiration ou Recherches expérimentales sur les effets que produisent, sur les animaux vivans, la submersion, la stran-gulation et les diverses espèces de gaz nuisible, etc.* A Paris, chez Méquignon, 1798, in-8°.

1788. *August. Chisius : De respiratione theses.* Siena, in-4°.

Cet ouvrage ne m'est pas parvenu.

1789. *Lorenzo Nannoni : Della respirazione, dell'e-matosi o sanguificazione.* — Voy. *Trattato di anatomia fisiologia e zootomia.* Siena, 1789, in-4ª., tom. II, pag. 16-28.

L'auteur croit que le sang se rafraîchit dans le poumon, et que le fœtus ne respire point dans la matrice, parce qu'il n'y a point d'air. Le titre semble promettre qu'on trouveroit aussi des remarques de l'anatomie comparée sur chaque fonction, mais je n'y ai rien trouvé.

1790. *Armand Seguin : Observations générales sur la respiration et sur la chaleur animale.* — Voy. *Journal de physiq.*, tom. XXXVII, pag. 467-472.

Le citoyen Seguin a fait des expériences très-ingénieuses sur cet objet : il tâchoit principalement d'évaluer l'air consommé dans chaque inspiration. On trouve un extrait de ses expériences, Journ. de physic., février 1798, pag. 107.

— *Robert Menzies : Tentamina physiologica de respiratione.* Edinb., in-8°. (19).

L'auteur a inventé des machines nouvelles et in-

____

(19) Voyez *Annales de Chymie*, vol. VIII, p. 211, 1791, en extrait par le citoyen *Adet.*

Crell's Annalen. 1794, vol. II, fasc. 7, pag. 23-38.

Gren's Journ. der Physiek. vol. VI, pag. 107.

Extrait d'un ouvrage du Doct. Menzies, sur la respiration,

génieuses, pour reconnoître avec exactitude la quantité d'air employée à chaque inspiration : il a donné quarante pouces cubiques d'air pour la quantité employée dans chaque inspiration : mais, d'après les expériences de *Lavoisier* et du citoyen *Seguin*, il paroît impossible de déterminer avec précision la quantité d'air qui entre dans les poumons à chaque inspiration. La quantité d'air varie depuis quinze pouces cubes jusqu'à cent trente, qui est la plus grande quantité que le citoyen Seguin ait pu faire entrer dans ses poumons par une inspiration forcée. Les expériences de Menzies confirment en même temps les assertions des physiciens modernes, de Lavoisier et Crawford, sur les causes de la chaleur animale.

1791. *H. G. Rouppe : De respiratione.* Lugd. Batav., in-4°.

1793. *Joh. Andreas Scherer : Uiber das Einatbmen der Lebensluft in langwierigen Brustentzündungen.* Wien, in-8°.

L'auteur a fait dans cet ouvrage une histoire de l'oxigène, et principalement bien décrit son action dans la respiration.

1794. *Erasm. Darwin : Of the oxigenation, of the blood in the lungs and in the placenta. —Voy. Zoonomia or the laws of or-*

par le citoyen Hallé, dans le *Bulletin des Sciences, par la Société philomatique.* Germinal an V, n°. 1.

ganish

ganish life. London , in-4°. (20) , vol. I , sect. 37, pag. 470-478.

L'explication de la respiration est conforme aux principes de la chymie française ; d'ailleurs , c'est un livre plein de choses neuves et intéressantes.

1794: *On the office , of the lungs ; on animal heat , and on the balance betwixt digestion and the oxigenation of the blood — Voy. Medical extracts being a concentrated view of some late discoveries in chimistry and the new theory and practice of physic thereby introduced by a friend to improvements*. Lond., 1794 , in-8°., sec. 6 , 7 , 8 , pag. 77-89.

Quoique ce ne soit qu'une collection , elle est bien faite, et en général pleine de choses intéressantes qui montrent le génie de l'auteur.

1795. *Léopold Caldani : Specimen de respiratione*. — Voy. *Memorie della reale Academia di scienze , belle lettere ed arti di Mantova ,* tom. I, 1795 , in-4°., pag. 108-120.

L'auteur se borne à l'exposition du mécanisme de la respiration : il appelle cette fonction volontaire.

— *Vincenzo Dandolo : Respirazione.* Voy. *Fondamenti della scienza chimico-fisica.* Venet., 1795 , in-8°. (21) , pag. 395-402.

Dandolo expose en ordre alphabétique les différens

(20) Traduit en allemand par *Brandis.* Hannover. 1795 , in-8°. vol. II , pag. 384 et seq.

(21) Je dois la communication de cet ouvrage à la complaisance de M. le professeur *Eschenbach* , à Leipzig.

objets de la chymie, et donne de la respiration une explication très-succincte, suivant les principes de la chymie moderne.

1796. *Thomas Beddoes et James Watt : Of breathing of man and similar animals. — Voy. Considerations on the medicinal use and on the production of factitious airs.* Bristol, édit. trois., 1796, in-8°. (22), vol. II, pag. 11.

Cet ouvrage n'est pas encore assez connu en France; mais il le deviendra davantage lorsque l'Institut national aura chargé quelques commissaires d'examiner les expériences de Beddoes : il contient beaucoup d'expériences sur la respiration en général, et en particulier sur l'usage des gaz artificiels dans plusieurs maladies, en les faisant inspirer.

1797. *S. Th. Sœmmerring : Vom Athmen. —* Dans son ouvrage : *Vom Baue des menschlichen Kœrpers*, th. V , B. 2. Frankfurt am Mayn, in-8°. (23).

La précision dans l'observation et la description du célèbre auteur est trop connue pour en dire davantage. Son Traité sur la respiration ne permet point d'extrait : on y trouve tout ce que l'anatomie désire à l'egard des organes de la respiration. Dans

(22) Traduit en allemand par *Brandis*.

(23) *Clossius* a commencé une version latine de cet ouvrage, dont il a paru, à ce que je crois, quatre volumes dans la même librairie.

l'explication physiologique de cette fonction, l'auteur a suivi la théorie nouvelle.

1797. *Jo. Fr. Blumenbach : De respiratione ejusque usu primario.* — Voy. *Institutiones physiologicæ, editio recentissima.* Gœtting, 1797, in-8°. (24), sect. 8, §. 134-151, pag. 102-118.

L'auteur a fait des expériences pour évaluer la quantité des différentes espèces de gaz qui peuvent entrer dans le poumon d'un animal avant qu'elles lui deviennent nuisibles (25).

1798. *J. B. Delamétherie : De la respiration et de la chaleur animale.* — Voy. *Jour. de phys.*, Février 1798, pag. 106-108.

L'auteur envisage la respiration d'après la nouvelle théorie, comme une véritable combustion. « L'air pur, dit-il, qui est absorbé à chaque inspiration, se combine en partie, 1°. avec une portion de carbone qui se dégage du sang et forme de l'acide carbonique ; 2°. avec une partie de gaz hydrogène ou inflammable, qui se dégage aussi du sang et forme de l'eau ; 3°. le calorique, qui se dégage dans ces

(24) La première édition a paru, *ib.* 1787. Voy. sur la respiration, §. 129-146, pag. 129-146. — Celle-ci a été traduite en français par *J. F. Pugnet*, à Lyon, 1797, in-8°. C'est dommage que le traducteur n'ait pas pu profiter des remarques qui ont été ajoutées à la nouvelle édition.

(25) Les mêmes expériences, avec les instrumens qu'il a employés, sont décrites dans un journal que l'auteur a publié sous le titre *Medicinische biblioth.* vol. I, p. 174, et seq.

deux combustions, doit se diviser en trois portions : *a*, une partie se combine avec le gaz acide carbonique, et s'échappe avec lui dans l'expiration ; *b*, une autre partie du calorique se combine avec l'eau qui est formée, et s'échappe aussi avec elle dans l'expiration ; *c*, enfin, la troisième partie de ce calorique se combine avec le sang et les parties solides de la poitrine; c'est cette troisième partie qui produit la chaleur animale ». L'auteur ajoute encore les résultats de *Lavoisier* et *Séguin*, sur la consommation moyenne de l'air dans la respiration, lesquels ne paroissent pas exacts à l'auteur.

1798. *Bernard-Raymond Fabré : Sur la respiration présentée aux Ecoles de Médecine de Caen, et soutenue publiquement sous la présidence du citoyen Deroussel.* A Paris, in-8°. de 5o pag.

L'auteur regarde la respiration comme le premier moyen de la nature, pour entretenir la vie dans l'économie de tout être organique sensible ; il croit que le relâchement du muscle diaphragme agit de concert avec la contraction des muscles intercostaux pour l'expiration, et que la contraction du premier, de concert avec le relâchement des seconds, favorise l'introduction de l'air dans la poitrine ou l'inspiration. L'oxygène, séparé du gaz azote avec lequel il n'étoit que mêlangé, se décompose, abandonne le fluide qui le dissolvait, et s'unit en partie au carbone qui forme, avec l'azote, une des bases du corps animal, en partie à l'hydrogène produit de la décomposition de l'eau répandue dans le sang veineux, et s'échappe avec le restant d'air atmosphérique, en acide carbonique et en vapeurs aqueuses, tandis que la troisième partie de cet oxygène, introduite dans le torrent de la circulation, va dégager de nouvelles matières, etc. L'auteur examine ensuite quelques opinions d'autres écrivains sur le calorique, qu'il regarde comme la cause de nos mouvemens, le soutien de la *motilité* et comme secondant la sensibilité, et enseigne que l'absence seule de l'hydrogène et du carbone, enlevés par l'oxygène, donne au sang la propriété de réfléchir le rayon rouge. En commémorant les phénomènes médicaux qu'on peut opérer avec le secours de la respiration, il ne parle que de la possibilité de la chose, et ne fait pas mention des expériences très - importantes connues depuis quelques années en plusieurs langues, faites par James Watt, Thomas Beddoes, Humboldt, Girtanner et autres.

1798. *J. C. J. Caron : Recherches critiques sur la quatrième section d'un ouvrage ayant pour titre : De la connexion de la vie avec la respiration, etc. par Edme Goodwyn, traduit de l'anglais par J. N. Hallé.* A Paris, an VI, in-8°. de 54 pag.

Il s'agit, dans la quatrième section de l'ouvrage de Goodwyn, de déterminer l'action chymique de l'air sur les poumons dans la respiration. L'auteur assure avoir répété plusieurs expériences de Goodwyn, mais ne pas en avoir obtenu les mêmes résultats. Selon lui, on ne peut jamais voir la couleur du sang à travers le cœur, les gros vaisseaux, les vaisseaux pulmonaires ; on ne peut enlever le *sternum* sans que les poumons ne s'affaisent sans que les animaux ne soient prêts à suffoquer. — La teinte d'un rouge clair , approchant de l'incarnat que les poumons prennent lorsqu'on les enfle , peut plutôt être attribuée à la compression latérale sur tous les vaisseaux des poumons , etc. qu'à l'action de l'oxygène. — Jamais l'auteur n'a pu parvenir à gonfler les poumons des grenouilles ; ce qui est pourtant une chose très-facile , quand on a trouvé la glotte , qui est toujours très-fermée dans les grenouilles , les crapauds , les lézards , etc. Les changemens qu'éprouve le sang exposé à l'air dans un vase , ou sa séparation en deux parties , le caillot et le sérum , sont plus faciles à expliquer par la loi de la pesanteur , que par les actions chymiques qu'il appelle inintelligibles , inconcevables , etc. — L'auteur croit enfin pouvoir hardiment conclure de ses expériences , que la circulation du sang dans les poumons et dans le cœur ne dépend absolument d'aucune action chymique de l'air atmosphérique sur ce fluide , que l'oxygène n'imprime aucun caractère sensible au sang , etc. — Il n'examine pas , mais il contredit absolument les conséquences de Goodwyn , et croit avoir prouvé clairement dans les recherches et dans le mémoire que je vais indiquer tout à l'heure , que « *Goodwyn est un incroyable.* »

— *Dissertation sur l'effet mécanique de l'air dans les poumons pendant la respiration , avec des ré-*

flexions sur un nouveau moyen de rappeler les noyés à la vie, proposé par le docteur Menzies, par le même. A Paris, an VI, in-8°. de 74 pag.

La dispute sur Goodwyn n'étoit pas encore finie dans les recherches critiques ; c'est ici qu'elle se commence de nouveau. Goodwyn est pour la moitié réimprimé. — La première discussion regarde la quantité d'air que l'on inspire ou expire : les expériences de Lavoisier et du citoyen Séguin n'y sont pas citées. Vient alors la dispute d'Hamberger et d'Haller sur l'air thorachique, avec les mots latins des deux auteurs, qui occupent plusieurs pages. Enfin, Goodwyn, repris de nouveau, n'a pas dit un seul mot sur la respiration qui soit vrai, selon notre auteur Caron.

b. *Des mammifères proprement dits.*

C'est ici qu'appartiennent tous les auteurs qui ont traité de la respiration des animaux en général.

1562. *Petri Gyllii : Historia elephanti.* Lugdun. in-8°.

L'auteur a fait, dans cet ouvrage, quelques remarques sur la respiration lente et rare de l'éléphant.

1677. *Jo. Daniel. Major : De respiratione phocænæ vel tursionis.* — Voyez *Miscell. Natur. Cur. Dec.* 1 ann. 8. observ. 2, pag. 4.

Major a principalement décrit les organes de l'expiration du marsouin.

1774. *Felix Vicq-d'Azyr : Table pour servir à*

l'histoire anatomique et naturelle des corps vivans. A Paris , in-fol. (26).

J'aurois dû citer cette table dans la première section, parce que l'auteur embrasse tous les êtres vivans et les classifie suivant leurs fonctions principales, telles que la digestion , la respiration , etc. Les corps vivans respirent , 1°. ou par des poumons libres de toute adhérence et spongieux , *l'homme , les quadrupèdes , les cétacées ;* 2°. par les poumons libres de toute adhérence, formés de cellules, *les quadrupèdes ovipares , les serpens ;* 3°. par des poumons adhérens aux côtes et pourvus d'appendices, *les oiseaux ;* 4°. par des ouïes de diverses formes, *les poissons cartilagineux , les poissons proprement dits , les crustacées ;* 5°. par des stigmates ou trous placés sur les différens anneaux, *les insectes , les vers terrestres ;* 6°. par une ouverture appelée trachée ou par des franches extérieures , *les vers aquatiques.*

C. *Des Oiseaux.*

1773. *Ladisl. Chernak : De respiratione volucrum.* Groning, in-4°. de 20 pag.

Chernak fut élève du célèbre P. Camper , et publia le premier dans cet ouvrage les observations de son maître. Les vessies aériennes de l'abdomen de plusieurs oiseaux sont décrites avec beaucoup d'exac-

(26) Réimprimée et beaucoup augmentée par les soins du feu C. *Riche* , dans l'*Encyclopédie méthodique, Système anatomique* , par *Vicq-d'Azyr.* Paris , 1792 , in-4°.

titude. L'auteur assure que Camper est le premier qui ait prétendu que les oiseaux respirent même par les os, parce qu'ils sont creux : il décrit les os et les cavités de plusieurs oiseaux.

1774. *John Hunter : An account of certain receptacles of air in birds, which communicate ith the lungs, and are lodged both among the fleshy parts and in the hollow bones of those animals.* — Voyez *Philosoph. transactions.* Volume LXIV, pag. 205 - 213, 1774 (27).

Traduit en hollandais.

Verhandeling over de luchtholten in vogelen, die met de longen gemeenschap hebbende, zoo wel tuschen de spieren, als in de holle beenderen van die dieren gevonden worden. — Dans les *Hedendaagsche vaderlandche Letter-Oeffeningen* 1774, n°. 10, pag. 421.

Hunter se montre dans ce mémoire, comme l'inventeur de ces cavités dans les os et dans les autres parties du corps de l'oiseau ; ce qui excita Pierre Camper à publier lui-même ses découvertes sur cet objet, dans le mémoire suivant.

— *Peter Camper : Verhandeling over het zaamenstel*

(27) Et dans son ouvrage, *On animal œconomy*, p. 77-86, traduit en italien dans la *Scelta de opuscol.* vol. XXV, pages 90-97, sous le titre, *Osservazioni su alcuni particolari recettacoli d'aria, communicanti coi polmoni, che negli uccelli si truovano fra le parti carnose, e dentro alla cavità delle ossa.*

der grote beenderen in vogelen en derselver vers-
cheidenheid in byzondere soorten (28). — Voyez
Verhandelingen van het Bataafsch Genootschap
der proef ond ervindelyhe wysbegeerte. Te Rotter-
dam, Cerste Deel. 1774, in-4°. pag. 235-244,
avec fig. — Ou Traité sur la formation des grands
os des oiseaux, et de leur différence dans les
espèces particulières, dans les mém. de Rotterd.

1775. *Brief van Petrus Camper aan de vit-*
geevers der Hedendaagsche vaderlandsche
letter-oeffeningen. Franek. 1775, in-8°. 5 Jan. (29).

C'est dans cette lettre, occasionée par le mémoire
de Hunter, que l'auteur tâche de prouver qu'il a le
premier découvert que l'air passe dans les oiseaux
jusqu'aux os; savoir, le 11 février 1771. Le 21 no-
vembre 1772, l'auteur l'écrivit dans une lettre au
citoyen *Portal*, et aucun n'en savoit rien à Paris
pour-lors. Personne ne doute plus que ce ne fût la
découverte de Camper, d'autant moins que plusieurs savans connoissoient déjà cette découverte, par
l'auteur même, avant que Chernak même en don-
nât une notice. Ces expériences sont en outre plu-

(28) Traduit en allemand, *Abhandlung über die Bildung*
der grossen Knochen der Vogel und deren Verschiedenheit in
besondern arten, *in Campers sœmtlichen kleinen schriften*
übersetzt von *J. F. Herbell.* Leipzig, 1784, vol. I, fasc. I,
94-107-151-157, et la lettre, pag. 108-125.

(29) Je suis redevable de la communication de cette lettre,
aux soins de M. le professeur *Blumenbach*, à Gottingue, qui
la reçut de la main de l'auteur.

sieurs fois répétées et confirmées en Allemagne et en Italie. M. le professeur Ludwig, à Leipzig, a parfaitement réussi, en remplissant les cavités aériennes dans un petit oiseau, avec de la cire teinte. La cire avoit pénétré jusque dans les os, qui sont teints en joli rouge.

1783. *Blas. Merrem* : *Uber die Luftwerkzeuge der vægel.* Dans *Leipziger Magazin*, 1783, pag. 207-211.

— *J. G. Schneider : Uber die Luftwerkzeuge in den vægeln.* Dans son livre *Abhandlungen zur Zoologie*, pag. 135-174, et 322-335, et des supplémens dans *Leipziger Magazin*, 1786, pages 460-468.

Ces deux écrits contiennent des observations anatomiques sur les organes destinés à recevoir l'air dans les oiseaux.

1784. *Michele Girardi : Saggio di osservazioni anatomiche intorno agli organi della respirazione degli uccelli.* — Voyez *Mem. della societ. ital.* tom. II, pag. 732-748.

1786. *Vinc. Malacarne : Conferma delle osservazioni anatomiche intorno agli organi della respirazione degli uccelli.* Voyez *Mem. della soc. ital.* tom. IV, pag. 18-36.

Ces deux auteurs ont renouvelé les recherches de P. Camper, sur les organes de la respiration des oiseaux, et les ont confirmées.

D. *Des animaux à sang rouge et froid.*

a. *Des reptiles* du citoyen Cuvier.

1751. *Charles Leroy : Sur les organes de la respiration de la tortue, etc.* Voyez *Mém. des Sav. étrang.*

1794. *Rob. Towson : Observationes physiologicæ de amphibiis. P. 1. de respiratione amphib.* Goettingæ, 1794, in-4°. avec fig.

Towson s'étoit si bien familiarisé avec ces êtres, qu'il vivoit toujours avec eux , leur attribuant des noms pour les appeler ; il ne se sépara pas même de deux de ses favoris , pendant un grand voyage en Italie et en Sicile. L'auteur raconte l'histoire de l'anatomie de ces animaux, et y ajoute enfin ses propres observations , qui n'épuisent pas encore cette matière.

b. *Des poissons.*

1594. *Ott. Casmann : An pisces respirent ? dans Ejusd. psychologia antropologica.* Hanov. P.1, chap. XXIV , quest 3., pag. 399. (30).

L'auteur conclut pour l'affirmative.

1637. *Jo. Sperling et Abr. Eccard : De respiratione piscium.* Wittebergæ , in-4°.

Je n'ai pu me procurer cette dissertation.

(30) La seconde édition , 1596, in-8°. ; une autre a paru à Francfort, 1604, in-8°.

1638. *Jo. Petr. Martely : Respiratio piscium.* —
Voy. *Ejusd. Libri de natura animalium in
quibus explanatur Aristoteles de animalibus.*
Paris, in-4°., libr. II, cap. VI, sect. 6.

L'auteur ne parle qu'en peu de mots de la respiration des poissons : il assure, contre la théorie d'Aristote, que les branchies leur servent des poumons.

1656. *Melchior Zeidler et Fabr. Bernhardi :
De respiratione piscium , quam statuunt nonnulli. Jenæ , in-4°.*

Les auteurs tâchent de défendre les opinions d'Aristote. — Voy. les écrivains de la respiration des animaux en général.

1659. *Marci Aurelii Severini : Antiperipatias* h. e. *adversus Aristoteleos de respiratione piscium diatriba.* Neapol, in-fol. (31), 128 pages.

C'est le premier Traité complet de la respiration des poissons, mais qui ne contient que peu d'observations. L'auteur examine les hypothèses des anciens jusqu'à son temps. Il décrit un corps au lieu des poumons, que l'on ne devine pas par sa description ; voilà ses propres mots : « *Substantiam esse sanguineam et valde conspicuam in piscibus universis, parenchyma referre, quod nec*

(31) Réimprimé à Amsterdam, 1661 , in-fol.

cor, nec hepar, nec lienem, nec denique renes interpretari liceat. Compositam esse ex venœ arteriosœ ramis compluribus, quorum alii de vena maxima, etc. » Il a peut-être pris les reins pour les poumons : sa description des branchies n'est pas bien exacte.

* 1687. *Wolsgang Franz : Utrum pisces respirent et utrum dormiant ?* dans son *Historia animalium.* Diresdæ, in-4°.

Mais beaucoup plus complet dans l'édition augmentée d'un volume par Cyprian. Voy. l'ann. 1712.

1692. *L'art de respirer sous l'eau, et le moyen d'entretenir, pendant un temps considérable, la flamme enfermée dans un petit lieu, par l'abbé de Hautefeuille.* A Paris, in-4°. (la seconde édition) (32).

Ce mémoire auroit pu entrer dans la première section, qui traite de la respiration des animaux en général. Quoique le but de cet ouvrage ne soit pas de faire des observations sur la respiration, mais de décrire une nouvelle machine pour respirer sous l'eau, l'auteur en a pourtant beaucoup inséré sur la nécessité de la respiration et son usage.

(32) Réimprimée avec plusieurs autres mémoires de l'auteur, sous le titre : *Problême d'acoustique curieux et intéressant, dont la solution est proposée aux Savans, d'après les idées qu'en a laissées l'abbé de Hautefeuille.* A Paris, 1788, in-8°.

Hautefeuille embrasse l'idée qui étoit à son temps la plus estimée, c'est-à-dire, celle de Mayow, que la respiration est donnée aux animaux pour rafraîchir le sang trop échauffé au sortir du ventricule droit du cœur ; pour contribuer à la formation des esprits, par le moyen des parties nitreuses de l'air qui se mêlent avec le sang, et pour pousser dehors les vapeurs et les parties fuligineuses qui l'empêcheroient de couler dans le ventricule gauche. Viennent ensuite quelques remarques sur la respiration dans les animaux à sang chaud et froid, sur la circulation du sang dans les amphibies. Il y a fort peu de choses sur la respiration des poissons : il prétendoit cependant qu'ils étoient indispensablement obligés de respirer de même que les autres animaux.

1701. *Duverney l'ainé : Mémoire sur la circulation du sang des poissons qui ont des ouïes, et sur leur respiration, dans les Mémoires de l'académie des sciences,* 1701, *pag.* 224 (33).

La plus grande partie des observations de l'auteur est faite sur des carpes ; mais quoique sa description des branchies soit assez exacte, elle laisse

(33) Réimprimé avec son mémoire *sur la structure du cœur des poissons,* dans *Petri Artedi bibliotheca et philosophia ichthyologica, curâ Jo. Jul. Waibaumii.* Grypeswldiæ, 1789, in-8°. maj. P. 2, pag. 156-183. Et alors, *Œuvres anatomiques, par Duverney.* tom. II, pag. 496-510.

pourtant encore quelque obscurité à l'égard de la circulation du sang dans les poissons.

1712. *Jos. Cyprianus : Continuatio histor. animal., Wolfg. Franzii.* in-4°., pag. 1948-1965. §. 145-171.

C'est une collection d'opinions sur cet objet, depuis Aristote jusqu'au temps de l'éditeur, ne comprenant pas la moindre observation faite par les auteurs eux-mêmes. La plus grande partie est prise de l'ouvrage de *Sévérinus.*

J'omets ici ces auteurs qui ont classé les poissons, suivant les branchies ou l'organe de la respiration, tels que *Ray , Daleus , Klein. , Schaeffer* et *Brünnich ,* appartenant plus à l'histoire naturelle qu'à l'anatomie ou qu'à la physiologie des animaux.

1772. *Duhamel du Monceau : Digression sur la respiration des poissons dans son Traité des pêches, et histoire des poissons,* etc. A Paris, 1772, infol. avec fig., part. 2. §. 8, pag. 21-24.

Le sang se divise dans les branchies aussi bien que dans les poumons des autres animaux. Les poissons respirent par la bouche l'air contenu dans l'eau , et respirent par l'ouverture branchiale : le sang est par conséquent soumis aux mêmes changemens dans les branchies des poissons, que dans les poumons des autres animaux , etc.

1785. *Alexander Monro : A description of the heart*
vessels

vessels and circulation of the blood in fishes (34).— Voy. *The structure and Phisiology of Fishes.* Edimb., 1785, in-fol., traduit en allemand, et augmenté par *Schnider.* A Leipzig, 1787, in-4°.

1787. *Aug. Broussonet : Extrait d'un Mémoire pour servir à l'histoire de la respiration des poissons* (35). — Voy. Rozier, Journ. de phys., 1787, octobre, tom. XXXI, pag. 289.

Broussonet a exposé avec beaucoup de clarté tout ce qui regarde la partie anatomique de la respiration des poissons, observé et scrupuleusement examiné l'organe de cette fonction dans plusieurs poissons, et même décrit une nouvelle partie qui n'étoit pas encore connue avant lui. C'est une petite ouïe qui a rapport en quelque sorte à une lobule de poumons : elle est distincte des ouïes, et située dans leur cavité de chaque côté, vers la base des opercules, et immédiatement après l'élévation que forment les orbites. L'auteur a aussi fait des expériences sur la différente température dans laquelle les poissons peuvent vivre, etc.

1789. *Petri Artedi : Observationes de respiratione piscium, vasis sanguineis, odoratu, etc. — De corde, branchiis et respiratione piscium observationes Aristotelis et veterum scriptorum collectæ.— Dans ejusd. Synonyma piscium, edit. aucta Jo.*

(34) Réimprimé dans *Artedi,* éd. *de Wallbaum.* l. c. pages 184-192.

(35) Mém. de l'Acad. des Scienc. 1785, pag. 174-196.

Gottl. Schneider. Lipsiæ, 1789, pag. 271-294, et pag. 214-226.

— *Paolo Cascani* : *Lettera sulla respirazione de' Pesci.* — Voy. *Opuscoli scelti*, tom XIV, pag. 63-68.

1794. *G. Carradori : Esperienze ed osservazioni sulla respiraz. dei Pesci.* — Voy. *L. Brugnatelli, annali di Chimica e storia naturale*, tom. V, 1794. In Pavia, pag. 53-59.

Carradori a fait des expériences qui prouvent que les poissons, comme les autres animaux, périssent dans l'air dans lequel d'autres avoient déjà respiré. Les poissons dégagent aussi le gaz azote dans la respiration, comme les autres animaux.

1795. *Gotthelf Fischer : Uber das Athmen der fische.* —Voy. *Versuch über die Schwimmblase der Fische.* Leipzig, 1795, in-8º., pag. 70-76.

L'auteur lui-même annonça son opinion sur cet objet, comme une simple hypothèse qui manquoit encore de preuves suffisantes. Il croit que la respiration dans les poissons est plus compliquée qu'on ne l'avoit cru jusqu'ici ; qu'ils consument non - seulement l'air contenu dans l'eau, mais qu'ils décomposent même une partie de l'eau. Au reste, la vessie aérienne, capable sans doute de faciliter les mouvemens du poisson dans son élément, lui semble devoir aider l'organe de la respiration, étant pourvue d'autant de vaisseaux sanguins qu'on ne trouve pas dans aucune autre partie du poisson, excepté les branchies. Mais l'auteur a observé une chose très-singulière qui ne semble pas prononcer pour son opinion, c'est que ce ret de vaisseaux, admirable dans le genre *Cyprinus*, disparoît presque dans les poissons plus grands, tels que les esturgeons, les husons, etc.

1797. *Brogniart et Sylvestre : Mémoire sur la respiration des poissons, lu à la société philomatique, encore manuscrit.*

Les auteurs tâchent de prouver par des expériences très-ingénieuses, en empêchant les poissons de gagner la surface de l'eau, que les poissons ne respirent que l'air : toutes les expériences qu'on connoissoit jusqu'à cette heure n'étoient que trop incomplètes et même incertaines, parce qu'elles ne prouvoient pas ce qu'on en vouloit déduire.

1798. *B. G. E. Lacépède : Sur la respirat. des poissons.* Voy. son histoire naturelle des poissons. A Paris, 1798, in-4°., pag. 41-47 du discours sur la nature des poissons.

Après avoir donné une description exacte de l'organe respiratoire, l'auteur enseigne que, dans les poissons, de même que dans les animaux qui ont des poumons, cet acte n'est que l'absorption d'une quantité plus ou moins grande de ce gaz oxygène qui fait partie de l'air atmosphérique, et qui se retrouve jusque dans les plus grandes profondeurs de la mer. Ce gaz, en se combinant dans les branchies avec le sang des poissons, le colore par son union avec les principes que ce fluide lui présente, et lui donne, par la chaleur qui se dégage, le degré de température qui doit appartenir à ce liquide, etc. — Les branchies ne sont pas, à la rigueur, le seul organe par lequel les poissons respirent. Par-tout où leur sang est très-divisé et très-rapproché de l'eau, il peut, par son affinité, tirer directement de ce fluide ou de l'air que cette même eau contient, l'oxygène qui lui est nécessaire, par la peau et par son tube intestinal.

E. *Des animaux à sang blanc.*

a. *Des Mollusques.*

1. *Des Céphalopodes* du citoyen Cuvier.

1796. *Tilesius : Uber das Athmen des Dinten-Fisches*, encore manuscrit.

M. le docteur Tilesius à Leipzic, qui visitoit les côtes de Portugal avec le comte de Hofmannseg, examina principalement les sèches et leur structure interne. Il a eu la complaisance de me communiquer son manuscrit sur la respiration des sèches, qui contient une description très-exacte de l'organe de la respiration de cet animal. Une partie principale de ses travaux consiste dans les dessins qu'il a ajoutés. Il seroit à souhaiter qu'il publiât bientôt ses observations, que l'on recevra sans doute avec plaisir.

2. *Des Gastérapodes.*

1792. *N. Vauquelin.* Voy. son Mémoire ci-après.

3. *Des Acéphales.*

1791. *Jos. Xaverius Poli : Testaceorum subsilientium respirandi ratio, ejusque natura.* Voy. *Ejus Testacea utriusque Siciliæ eorumque anatome, Tabb. æneis illustrata.* Parmæ, 1791 (36), in-fol. maj. tom. I, pag. 42-43, mais principalement pag. 51-58.

Deux volumes de cet ouvrage magnifique ont paru (le second en 1795). Tous les deux volumes contiennent vingt-huit planches en taille-douce, bien dessinées et gravées, qui ont pour objet, pour la plus grande partie, l'anatomie de ces animaux. La respiration est arbitraire, et se fait par des trachées ou branchies dans ces animaux ; ils décomposent l'eau : ce que l'auteur observe de singulier, c'est qu'il n'a jamais vu monter les globules d'air absorbées par les trachées, comme il les appelle, à la surface d'eau, même dans aucune période de la respiration, parce que ces animaux respirent ayant tout le corps couvert de leur coquille ; il est bien difficile de reconnoître le vrai état de leurs branchies. L'auteur a fait d'ailleurs des expériences pour déterminer le degré de leur chaleur ; il faisoit une plaie dans l'abdomen, et y plongeoit le baromètre.

b. *Des insectes et des vers.*

1669. *Marc. Malpighi : De respiratione Bomby-*

(36) En extrait dans *Fr. Albr. Ant. Meyer , zoologiches Archiv.* Leipzig. 1796 , in-8°. tom. I , pag. 7-196.

cis. Voyez *ejusd. de Bombyce diss. epistolica.*
in-4°. (37).

C'est dans cet ouvrage que Malpighi a publié ses
expériences principales sur la respiration des insectes. Il croyoit que les mêmes trachées servoient
à recevoir l'air et à le repousser.

1684. *Anton. van Leeuwenhoek : Ondervindingen
en Beschouwingen van de Eyerstok ende derselver ingebeelde Eyern enz.-'t vlees uyt de Borst en
Poten van een vloy, Testicul, Respiratie, en Worm-
kens uyt de Eyern van de vloy. enz. tot Leyden.*
in-4°. (38), pag. 11.

L'auteur ne fait qu'une seule remarque sur la respiration de la puce ; il croit avoir observé un mouvement réciproque, semblable à celui que l'on observe dans la respiration des autres animaux.

1734. *Renat. Ant. Ferchaud de Réaumur : Mém.
sur la respiration des Crisalides.* Voy. *Mém.
pour servir à l'histoire des insectes.* A Paris,
in-4°. tom. I, Mém. 9, pag. 399-409.

Réaumur enseigne que les insectes inspirent l'air
par les stigmates, mais qu'ils l'expirent par tout
le corps.

(37) Réimprimé dans *Blasii, anatomiæ animalium.* P. 4,
chap. 2, pag. 309. — Dans *Collin's, Systm. of anatomy*
P. 2, chap. 49, pag. 820. Traduit en français, à Paris, 1686,
in-12.

(38) Traduit en latin dans *ejusd. Arcana Naturæ.* Delph.
Batav., 1684, pag. 28-41.

1739. *S. Morand: Observations sur l'anatomie de la sangsue.* Voy. Mém. de l'Ac. des Scienc. pag. 189.

L'auteur ajoute, à ses observations anatomiques, une seule expérience sur la respiration de cet animal.

1742. *Lesser et P. Lyonnet : De la respiration des insectes. Voyez Théologie des insectes, ou Démonstration des perfections de Dieu dans tout ce qui concerne les insectes, trad. de l'allemand* (39) *de Lesser, avec des remarques de P. Lyonnet.* La Haye, 2 vol. in-8º. tom. I, pag. 124-136.

Lesser prétendoit que tout ce qui vit respire, ou avoit quelque chose de très-approchant de la respiration. Lyonnet ne croit pas cette règle sans exception chez les insectes. Il a pris, par exemple, ces grandes cantharides du saule, dont l'odeur forte saisit d'assez loin l'odorat ; il les a mises sous un verre, où il avoit long-temps brûlé du soufre. — Ces cantharides ont soutenu ces vapeurs pendant plus d'une demi-heure, sans qu'il ait pu s'apercevoir que cela leur eût fait le moindre mal. Lyonnet n'ose pas non plus affirmer que les chrysalides respirent. Ce n'est guère à la bouche ni à la tête qu'on doit chercher les trachées des insectes, comme Lesser l'avance sur l'autorité de Frisch, mais à la partie postérieure. Les insectes ne respirent en hiver, que très-peu ou

(39) L'original a paru en 1740.

point du tout. Elles sont alors dans une espèce d'engourdissement et de léthargie : cependant une gelée médiocre ne les empêche pas de se mouvoir quand on les touche : leur grand canal continue toujours à battre ; mais il bat beaucoup plus lentement qu'en été.

1752. *Charles de Geer : De la respiration des insectes.* Voyez Mémoire pour servir à l'histoire des insectes. Stocholm, in-4°. tom. I, p. 36-44.

La plus grande partie des expériences de l'auteur sont faites avec des chrysalides.

1753. *Jo. Florent Martinet : De respiratione insectorum.* Lugd. Batav., in-4°.

L'auteur donne une description très-large et exacte de l'organe de la respiration dans les insectes, qui varie beaucoup dans les différentes espèces : quelques insectes aquatiques respirent de manière que l'inspiration se fait par la bouche, et l'expiration par l'anus ; d'autres respirent par l'anus. Les insectes terrestres, au contraire, ont les stigmates aux côtés. Les observations en particulier sont faites sur des chrysalides. L'auteur a d'ailleurs fait des expériences avec la fumée de plusieurs corps brûlés : les chrysalides y respiroient et ne mouroient pas, etc.

1762. *Pierre Lyonnet : Dans son Traité de la chenille, qui ronge le bois du saule.* A la Haye, in-4°.

Ce livre est trop célèbre pour en dire quelque chose. Il contient cependant peu sur la respiration.

1768. *Charles Bonnet : Recherches sur la respiration des chenilles.* Voy. Mém. étrangers de l'Acad. , tom. V , pag. 276-303 (40).

Les résultats des expériences de l'auteur démontrent que les deux stigmates , antérieurs et postérieurs, sont l'organe principal de la respiration dans les insectes.

1780. *Du Rondeau : Mémoire sur la sangsue médicinale*, dans les *Mém. de l'Academie des Sciences et Belles-Lettres de Bruxelles* , l'an 1780 , tom. III , pag. 155.

Du Rondeau donne une description du cœur, et expose plusieurs expériences relatives à la respiration de la sangsue.

1792. *Nic. Vauquelin : Observations chymiques et physiologiques sur la respiration des insectes et des vers* , dans les *Annales de chymie* , tom. XII , pag. 273-291.

L'auteur a fait beaucoup d'expériences sur cet objet, avec des coléoptères et d'autres insectes , avec

(40) Et dans ses Œuvres , tom. II , pag 25-64. Les mêmes résultats sont répétés brièvement dans les *Contemplations de la Nature.* Amsterd. , 1764, in-8°. Ouvrage qui a été traduit en anglais , 1766, in-12 , 2 vol.; et 1775, in-12, 2 vol. ; en italien , par *Spallanzani.* A Mantoue , 1770, in-8° 2 vol. ; en hollandais , par *G. Coopmans* , à Franeker, 1774, in-8°. Une traduction allemande de *J. D. Titius* , a paru à Leipzic , 1783 , in-8°. 2 vol. , avec beaucoup d'additions. Voyez vol. I , chap. V , pag. 288 , etc.

des limaçons, tel que le limaçon rouge des vignes, etc. Voici quelques-uns de ses résultats les plus importans. Les insectes et les vers respirent du gaz oxygène, comme les animaux à sang chaud, et ils le convertissent comme eux en eau et en acide carbonique. Ils ont absolument besoin de ce principe pour exister, et ils meurent aussitôt qu'ils en sont privés. Tout autre fluide élastique que le gaz oxygène ne peut servir à la respiration de ces animaux, etc. etc.

c. *Des Zoophytes.*

C'est sur ces êtres que l'état de nos connoissances ne permet pas encore de prononcer ; cependant le citoyen *Cuvier* a tâché de développer la vraie nature de ces êtres plus exactement dans son tableau d'histoire naturelle, qu'on n'avoit fait jusqu'ici.

Voici l'ensemble de tous ceux qui ont traité de la respiration des animaux. Rien n'est plus facile à critiquer qu'une bibliographie comme celle-ci, et pourtant rien n'est plus difficile que d'y éviter les fautes.

Note à ajouter à la suite des années :

1648. *R. P. Honoratus Niquetius, è Societ. Jes. : De respiratione ;* dans son livre *Physiognomia humana, libr. IV, distincta.* Lugduni, in-4°. Liv. 4. chap. XVII, pag. 292-294. On ne devroit pas croire que ce livre, qui est extrêmement rare, pourroit contenir une Physiologie de la respiration ; il contient cependant plusieurs remarques physiologiques sur la différence des nations dans la pysiognomie en général, et quelques idées très-ingénieuses sur les modifications de la respiration par les passions.

MEMOIRE

SUR UN NOUVEAU GENRE DE VERS

INTESTINS

CYSTIDICOLA FARIONIS,

Suivi de quelques remarques sur les milieux dans lesquels les Vers intestins vivent.

Lu à la Société philomatique, *Ventôse an VI*

C'EST au zèle et aux lumières de *Müller, O. Fabricius, Pallas, Bloch, Bruguière, Treutter*, etc. que nous devons des découvertes très-considérables dans l'histoire naturelle des vers en général, et en particulier dans l'histoire des vers intestins, qui semblent faire une classe d'animaux très-distincte, bien séparée des autres. Ces grands hommes ont accompli les vœux des Helminthologistes, de manière qu'il paroît impossible de trouver quelque chose de nouveau dans ce champ vaste, mais soigneusement parcouru par des hommes auxquels rien ne semble avoir échappé. Des découvertes aussi nombreuses rendoient naturellement nécessaires beaucoup de changemens dans la disposition systématique, d'autant plus que ces auteurs ne se sont point bornés à adopter les genres établis par ses prédécesseurs. Ils en ont fait plusieurs nouveaux, et corrigé du moins très-souvent les caracrères assignés aux anciens. *Retzius*, croyant faciliter beaucoup plus la connoissance des genres des vers, en suivant la marche de *Linné*, a prétendu qu'ils ont été trop multipliés par *Goetze*, comme de l'autre côté, trop abrégés par *Pallas* ; de sorte qu'il n'adoptoit que les genres d'Ascaris, de Gordius, de Cucullanus, d'Echinorhyncus, de Planaria, de Fasciola et de Taenia. Je ne prétends point donner la moindre atteinte à la réputation que cet homme célèbre s'est justement acquise ; mais il me pardonnera si j'ose le contredire. Quoique nous ne connoissions que trois cents et quelques espèces de vers intestins, le nombre s'en augmentera un jour à l'infini, à l'aide de l'anatomie comparée, qui fait de jour en jour des progrès rapides. Il y en a non-seulement dans le canal alimentaire, mais jusque dans le tissu cellulaire et dans le parenchyme des viscères les mieux revêtus. Il n'y a aucun animal qui n'en nourrisse plusieurs espèces, et rarement celles qu'on observe dans une espèce d'animal se retrouvent dans une autre. Je disséquai, il n'y a pas long-temps, une truite commune (*salmo fario Linn.*), et j'eus ce phénomène aussi singulier que nouveau, de trouver dans la vessie aérienne une quantité d'êtres vivans. Je n'ignore pas qu'on a observé des vers entre les membranes de la vessie natatoire. *Redi*, par exemple, dans ses observations aussi riches sur les êtres vivans dans les animaux vivans (1), assure avoir vu sur la vessie

(1) *Francesco Redi*, *Osservazioni intorno agli animali viventi, che si trovano negli animali viventi.* Flor. 1684, in-4°. Voyez ses *Œuvres*, édit. de *Salvino Salvini*, à Venise, 1762,

natatoire d'une anguille très-grasse, plusieurs vésicules, dont chacune contenoit un ver différent de ceux qui demeurent dans les intestins ; mais je ne connois aucun exemple de ver trouvé dans la vessie même. Il y avoit seize vers qui rampoient sur les parois de la vessie, construite dans la truite comme dans le brochet, dont j'ai donné une description bien ample dans mon essai sur la vessie natatoire des poissons. C'est dans les intestins de la truite commune et saumonée, que j'ai trouvé fort souvent une espèce d'ascaride, observée et décrite déjà par *Goetze*, et insérée dans la nouvelle édition de *Linné* par *Gmelin* ; mais ce ver de la vessie, dont il est ici question, n'est pas encore décrit. Voici la description la plus exacte du ver, tel qu'il s'est présenté sous le microscope (2). Il est d'une grandeur médiocre, long de près d'un pouce, rond et transparent. Il y en avoit d'autres qui étoient beaucoup plus petits. La tête en est fendue (fig. 3 , 4, 5), ou la partie antérieure a deux tentacules bien arrondis, et plus épais qu'on ne les trouve ordinairement. C'est par ces tentacules que le cystidicole s'approche des *échinonhynques*, des *uncinaires*, des *tentaculaires*, un genre nou-

in-4º. tom I, — ou l'édition latine de *Pierre Coste*. Lugdun. Batav. 1729 , in-12 , tom III , pag. 256.

(2) M. le Doct. et Prof. *Reil*, à Hall , à qui je communiquai la première notice de ce ver, a bien voulu la recevoir dans son *Archiv. de la Physiologie* (vol. III , fasc. I , p. 95-100), ouvrage qui s'est justement acquis l'attention de tous les Physiologistes allemands. Voyez aussi *le Bulletin de la Soc. philom.* germinal an 6 , nº. 13.

veau d'une forme très-singulière, établi par le citoyen *Bosc* (3), qu'il a trouvé sur le foie de la do-
rade (*coriphæna Hyppuris* Linn.). Il y a sur le dos
et sur sa partie antérieure, deux lignes courbes qui
forment presqu'un cercle, imitant l'appareil des
yeux. La fissure de la tête est assez longue, et avance
à l'intérieur jusqu'à la bouche ou l'ouverture or-
biculaire (suçoir), qui est divisée par une cloison
lamelleuse en deux parties sémilunaires (fig. 4).
Voici une autre chose aussi singulière que la forme
de la tête même, dont je ne connois rien d'ana-
logue : mais l'examinant avec une plus grande attention, j'ai trouvé que cette cloison n'étoit pas at-
tachée en bas (fig. 5), mais qu'elle sembloit être
une continuation des fibres des tentacules qui s'y
réunissent. Le diamètre du corps diminue jusqu'à une
petite partie de la queue, qui est plus la ge, et dont
les côtés sont dentelés. On pouvoit très-bien distin-
guer au travers de la peau les intestins du ver, et
principalement l'ovaire, qui est noir, tortueux et
composé de feuillets membraneux. Cette forme est
très-analogue aux ovaires dans les autres vers, dont
le docteur *Bloch* (4) a observé plusieurs exemples. Il
y a aussi à l'arrière du corps des lernées, deux in-

(3) *Bosc* donne à ce ver, pour caractère, *tentacularia*,
corps renfermé dans un sac, point de bouche apparente, quatre tentacules rétractiles sur la tête. Voyez *le Bullet. de la
Soc. philomat.* floréal an 6, n°. 2.

(4) *Bloch Abhandl. von der Erzeugung der Eingeweidwürmer*, ouvrage qui a remporté le prix. A Berlin, 1782,
in-4°. Voyez tab. **IX**, fig. 10, 11 et 12.

testins très-longs, striés en travers, et très-entortillés, qu'on a pris pour des ovaires (5).

La stucture de ce ver est si fine et si molle, que tous ceux que je voulus garder pour mes recherches, furent dissous dans l'eau dans l'espace d'une demi-heure. Ils y nageoient en forme de globules à queues mobiles (fig. 8), comme les petits animaux que M. *Ingenhouss* trouva dans la matière verte de *Priestley*.

Je nommerai ce ver, *l'habitant de la vessie*, *Cystidicola*, du moins aussi long-temps qu'il ne se trouvera pas dans un autre endroit. On peut ainsi établir le caractère du genre et de l'espèce.

Cystidicola. Vermis teres, inarticulatus capite longitudinaliter dissecto.

C. Farionis. Ore orbiculari septo diviso, corpore pellucido, ita ut intestina transpareant; cauda subulata, paulo retrorsum latiori depressa, crenata utrinque.

C'est en vérité une chose très-étonnante, que de trouver des êtres vivans dans l'azote presque pur; car il est connu, d'après les expériences du citoyen *Fourcroy* (6), que j'ai répétées à Leipsic (7), que

(5) J'ai très-distinctement vu cette formation dans la *Lernæa punctata*, *corpore tereti flexuoso punctis nigerrimis insignito, tentaculis coadunatis*; une nouvelle espèce que j'ai deux fois obsrevée dans les branchies des brochets.

(6) *Observations sur le gaz azote contenu dans la vessie natatoire de la carpe, etc.* Dans les *Annales de Chymie*, tome I, page 47.

(7) *G. Fischer über die Schwimmblase der fische.* Leipzig, 1795, in-8°. page 15.

la vessie aérienne des poissons contient du gaz azote combiné avec très-peu de gaz acide carbonique. Cependant nous ne connoissons pas encore la loi que suit le gaz contenu dans la vessie des poissons. Il semble varier beaucoup, suivant des circonstances qui ne sont pas encore déterminées. *Brodbelt* (8), qui fit des expériences à Jamaica sur le gaz de la vessie de l'espadon, reçut du gaz oxigène, et le citoyen *Lacépède* (9) a trouvé même du gaz hydrogène. On devroit être en général plus attentif aux milieux différens dans lesquels les vers intestins vivent, parce que, par rapport au gaz avec lequel les vers intestinaux sont en contact, leurs fonctions, leurs modes de vivre, ne peuvent être que très - différens. C'est ainsi que quelques ascarides vivent dans l'hydrogène et dans le gaz carbonique; d'autres, comme *ascaris trachealis, insons, pulmonalis, dyspnoos,* sont en contact continuel avec l'oxigène atmosphérique. *Humboldt* a rendu attentif le premier à ces rapports, dans son ouvrage aussi ingénieux que plein d'expériences sur l'irritabilité de la fibre organi-

(8) *Francis. Rigby Brodbelt : Account of some observations and experiments , wtich he has mad on the gas contained in the air bladder of the Swordfish.* Voyez *Annals of medecine for the year*, 1796 , *by Andr. Duncan.* Edimb. 1796 , in-8°. vol. I , pag. 393.

(9) Le citoyen *Lacépède* a fait des expériences avec le gaz contenu dans les vessies aériennes des tanches et autres , qui renfermoient de l'hydrogène. Voy. son *Histoire naturelle des poissons.* Discours prélim. p. 102. Paris , an 6, in-4°.

sée

sée (10) : il a trouvé que l'ascaride de la grenouille (*ascaris ranæ Linn.*), est suffoqué beaucoup plus tard sous l'eau, qu'une autre espèce; savoir, *ascaris insons Linn.*, probablement parce que le premier, en résidant dans les intestins, peut plus long-temps manquer du stimulus bienfaisant du gaz oxigène, que le second, qui habite dans les poumons des amphibies.

Il y a là-dessus de belles recherches à faire, qui auront beaucoup d'influence sur la physiologie de la respiration de tous les animaux. Mais ce sujet est encore trop neuf dans notre physiologie comparée, et nous possédons trop peu d'expériences pour pouvoir prononcer précisément sur cet objet, bien digne de toute l'attention du Naturaliste et du Physiologiste. — Il y a quelques vers intestins qui vivent presque dans toutes les températures, et dans des gaz très-différens. On a trouvé une ligule (*ligula intestinalis Blochii ; fasciola intestinalis Linn.*) encore vivant dans des poissons cuits (11) ; mais ce qui est très-singulier, c'est qu'aussitôt qu'on l'expose au même degré de la chaleur, immédiatement dans l'eau chaude, elle meurt tout de suite (12). La douve

(10) *Fr. Al. von Humboldt's Versuche über die gereitzte Muskel und Nervenfaser nebst Vermuthungen über den chemischen Process des Lebens in der thier und Pflanzenwelt. Posen.* und Berlin, 1797, in-8ª.

(11) Voyez *Rosenstein's Kinderkrankheiten*, édit. 3 , p. 445. — *Blumenbach's Naturgeschichte.* Édit. nouvelle 1797 , page 413.

(12) Voyez *Bloch's Eingeweidwürmer*, pag. 3.

de la grenouille (*fasciola ranœ Linn.*) se porte aussi bien étant en contact avec le gaz hydrogène et carbonique dans le foie et dans les intestins, que dans les poumons , où elle respire , pour la plus grande partie, de l'oxigène pur. — Une autre singularité dans sa physiologie des vers intestins consiste en ce que quelques-uns ne vivent que très-peu de temps, et ne se montrent, comme quelques animaux d'autres classes, que dans une saison particulière de l'année, d'autres s'y trouvent continuellement. La même ligule que je viens de citer, et qu'Aristote (13) connoissoit déjà, ne se trouve dans les poissons qu'en automne et en hiver, mais très-rarement au printemps et en été. Elle quitte le poisson dès que les vésicules séminales ou les ovaires de celui-ci s'agrandissent , perce les parois du ventre ou du dos du poisson, et périt. Une espèce de filaria ne vit dans les sauterelles que peu de jours après leur accouplement, s'étend alors dans le petit espace de leur corps et les étouffe (14). — Quelques-uns ont un empire très-étendu, tels que les tœnia, les échinorhynques, les cucullans , les douves (*fasciola*), qu'on trouve presque dans toutes les classes d'animaux, et les dragonneaux (*Gordius*), qui, se tenant plutôt dans le

(13) Hist. anim. lib VIII , cap. 20. — Εν δε τω βαλλερω και τιλλωνι ελμις εγγινομενη ιποχυνα μετεωρζει τε και αθαρποιιι.

(14) Voyez *Zinanni* : *Osservazioni giornali sopra le capelette*. Ces observations sur les sauterelles se trouvent conjointes à son ouvrage *Della uova e dei nidi degli uccelli*. Venise , 1737 , in-4".

dont cent soixante demeurent dans les animaux à sang chaud, et cent quarante dans les animaux à sang froid ; savoir, cent huit dans les mammifères, cinquante-trois dans les oiseaux, cinquante et quelques-uns dans les reptiles, quatre-vingts dans les poissons, quinze dans les insectes et les vers; mais cela ne contribue point à la résolution de notre problême, et prouve seulement que le nombre de vers se diminue dans les différentes classes, avec le nombre de dissections de leurs individus. Comparant au contraire la quantité d'especes de vers dans les animaux à sang froid avec le petit nombre de dissections des individus de cette classe, ajoutant alors les genres qui leur sont propres, tels que les Massètes (*Scolex* Lin. Gmel.), les Géroflés (*Caryophyllus* Lin.), les Tentaculaires (*Tentacularia*, Boscii), les Cystidicoles (*Cystidicola*, Fischer), que l'on n'a jusqu'ici trouvés que dans les poissons, et dont les espèces s'augmenteront beaucoup dans l'avenir, à l'aide de l'anatomie comparée. On seroit tenté d'en conclure que le nombre de vers intestins sera un jour beaucoup plus grand dans les animaux à sang froid que dans ceux à sang chaud (15).

(15) Cet article est tiré du Journal de Physique, vendémiaire an 7, où le *Cystidicole* est gravé avec plusieurs de ses parties. C'est avec cette planche que les figures indiquées dans le texte ont de rapport.

TABLE

DES MATIÈRES.

Le premier *Mémoire* contient tous les auteurs qui ont traité de la respiration.

Le nombre des auteurs nommés, qui ont écrit sur sur la respiration, monte en ce moment jusqu'à 280.

FIN DE LA TABLE.

LISTE

PAR ORDRE ALPHABÉTIQUE,

Des auteurs qui ont traité sur la respiration de l'homme et des animaux.

---

* Le chiffre indique la page.

** *Le lecteur est prié d'ajouter ou de corriger au texte ce qui est imprimé ici en italique.*

chymie, vol. IX, pag. 261, traduit en allemand dans *Crell's annal*, 1794, II, pag. 4.

FIN DE LA LISTE.

9 782329 738833